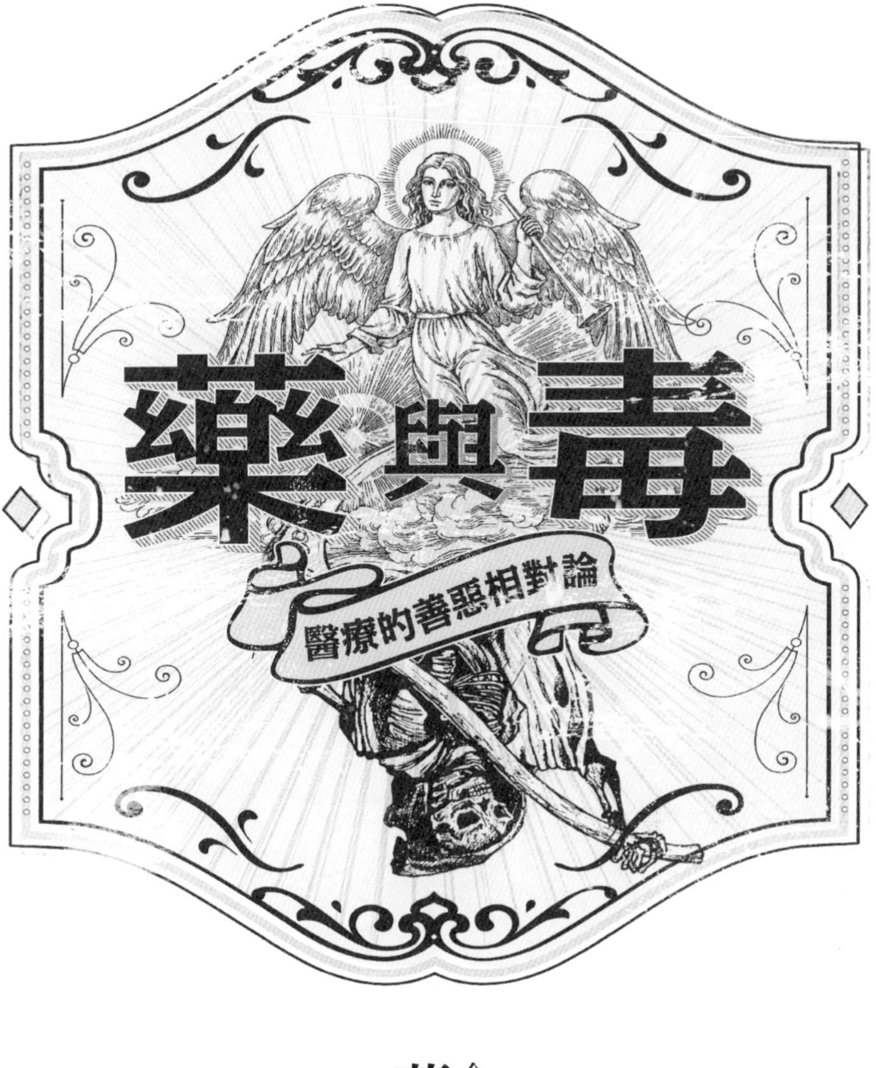

金鼎獎得主
蘇上豪

著

推薦序

蘇上豪的二刀流

作家　果子離

蘇上豪醫師是二刀流。一般稱他一手持手術刀，一手執筆，我印象中的他卻是以同樣一隻手，上午開刀，下午開寫，在薄薄稿紙上快筆橫書，密密麻麻，洋洋灑灑。短短幾年，著作雖未等身，成績已頗驚人，包括名列《亞洲週刊》年度十大小說的《國姓爺的寶藏》，榮獲金鼎獎的《暗黑醫療史》，博客來科普類暢銷榜上有名的《開膛史》與《鐵與血之歌》，以及小說《DNA的惡力》等。

蘇上豪勤寫不輟，現在又推出新作《藥與毒：醫療的善惡相對論》。同爲醫療史的主題，但較諸舊作，格局更宏大，論述更完整。科學知識共文史掌故齊發，出入古今，縱橫中西，是他目前爲止力道最強，可能也是心力最深的一部。

蘇上豪寫此書，用心良苦，為兼顧知識與趣味，為勾起讀者興趣、引發關注，每篇文章都從新聞話題、日常小事或個人醫療生涯切入，繼之而來的內容，牽涉到醫療史話、社會時事、文學作品、歷史、宗教，以及環保、食安等議題。各篇正文之後，尚有參考書單可為延伸閱讀，構成龐然的知識網絡。

蘇上豪對事物的歷史源頭與發展頗感興趣，這也是其一手醫療史、一手歷史小說的能力所本。他追索醫療史事，細說從頭，收錄於《藥與毒》的文章，迥異於點到為止的專欄寫法，每篇一萬字，幾個觀點一路發展。有時甚至於跑野馬，說掌故，旁徵博引。不過如此一來，外行的讀者讀來不免有所隔閡，幸好蘇上豪有所自覺，不時會以重點整理或要點提示。

這本新作，除了醫療、藥物史話，也是他的意見書，不但檢討臺灣的健保政策，同時點明醫療環境的問題，以及國人用藥習慣。尤其後者，令他憂心。他憂心臺灣藥物的未來，他用上「身為醫師的我擔心……而這也是『現在進行式』、「當然，我也怕……」這樣的語氣，因此不厭其煩，力陳己見。他說道：「在診間裡，我是最願意花時間和患者在用藥上斤斤計較的醫師，常苦口婆心勸患者，不要沒事要求多開一些藥物，希望患者和我一起想辦法，藥吃得愈少愈好，改用其他手段去減低對藥物的依賴。」

他很清楚，水能載舟，亦能覆舟，藥能治病，也能害人。因此常以「天下沒有白吃的午餐」這句話來說明藥不可亂吃。

「天下沒有白吃的午餐」是他的口頭禪。爲什麼常說？套網路老話，因爲很重要，所以說三遍。而書中此語眞的出現了三次。他說：「天底下沒有白吃的午餐。藥能治病，也可以害人，不當用藥，病不見得治得好，而且它無窮的副作用可能讓患者不得安寧，您說是嗎？」

談到生髮藥，他說：「爲了『禿頭』的治療，醫師要發展出無害、有效，而且沒有副作用的方法，目前還不太可能，畢竟『天下沒有白吃的午餐』，更沒有『萬無一失』的醫療方法，不管治療的是禿頭，還是其他任何病症。」

在〈工殤鐳女孩〉篇又引用了一次：「讀者們除了對行之有年、科學論證已老生常談的事情不能輕忽之外，那些標榜著『最有效』、『無任何副作用』的療法或藥物更需小心，因爲『天下沒有白吃的午餐』。」

〈工殤鐳女孩〉這篇特別有意思。放射線物質這麼危險，居然一度成爲很夯的東西，實在不可思議（蘇醫師筆下每則醫療史都不可思議）。文章後段提及臺灣人熟悉的RCA桃園廠汙染事件。由此可見蘇上豪所關切的，不只是醫療史怪現狀，也有人文現象與社會關懷。他把種種話題，穿針引線，密密縫合，織成大塊篇章，筆力雄渾。《藥與毒》是值得一讀的科普著作。

推薦序
深入淺出的大眾醫學史

東華大學歷史系副教授　蔣竹山

近來我常在醫療史會議場合，只要談到當代臺灣的醫療史研究概況，一定會說在學院裡是內冷外熱，年輕學生的興趣已經不像剛起步的頭十年這麼火熱；反倒是學院外的醫療史閱讀有個大眾化的取向，蘇上豪醫師就是我最常舉例的一位醫療史大眾讀物的傑出寫手。

在進一步談大眾的醫療史閱讀熱時，我們可能要先對臺灣近二十年來的醫療史發展有些認識。

臺灣近二十年來，歷史學門最活躍的社群當屬醫療史研究群。一九七〇年代以來，醫療社會史受到學界重視，開始強調將醫學放在社會脈絡中考察，探究社會因素如何形塑醫療型態、知識內容與研究方向，也探討醫療機構、措施、政策如何與社會互動，造成怎樣的後果，將醫療史看作是歷史的一部分。醫療史在臺灣被視為是一個新興的學術領域，群體研究的特色相當明顯，從一九九二年發展至已超過二十年。這個社群跨歷史學、社會學、人類學、中醫文獻及公共衛生領域。

這些研究課題可分為四個方向：中研院史語所的「醫療史主題計畫」、中研院人社中心的「衛生與東亞社會研究計畫」、陽明大學的「醫療史研究群的建構與發展」及政治大學文學院的「身體與文明研究」。這些社群關注的焦點各有不同，分別是視覺與醫療、醫療的物質文化、東亞的公共衛生、STS（科學、技術與社會）、身體史。但社群成員研究力強，成果豐碩。

然而，儘管這二十年已經累積不少專精的醫療史研究論文與專著。但對於大眾有關醫學史知識的閱讀，卻甚少關注。學界不灌溉這塊園地的結果，反而給予民間學者相當大的空間來填補醫療史的史譜寫作空缺。這些年除了中國大陸的網路寫手的醫療通俗著作的引進外，最令人耳目一新的就是蘇上豪醫師的西方醫療史寫作。從《開膛史》、《鐵與血之歌》、《暗黑醫療史》到《胖病毒、人皮書、水蛭蒐集人》，他透過一則則醫療史故事，以幽默詼諧的文字，揭露出醫學史上不爲人知的各種祕辛。

延續過往的寫作特色，這回蘇醫師將焦點集中在藥物、醫療的物質文化身上，《藥與毒：醫療的善惡相對論》就是最新成果。從菸草與吸菸、鐳、亞硝酸戊酯、運動選手禁藥、生髮藥水、抗疲勞飲料、學名藥與原廠藥，一路談到包皮與割禮。作者在談這些醫療史故事時，引經據典，旁徵博引大量西文資料，又不時與當前時事相呼應，卻沒有學院醫療史研究的厚重論述與枯燥史料堆砌，因此閱讀起來，相當輕鬆，提供了一般讀者對於西方醫療史的另類認識。另外一個值得稱道的是體例不同，過往讀者看了故事之後，若想進一步找資料或者想知道作者的依據何在時，很遺憾地會發現常沒有可參考的書目，現在這部分已經完全改善，每一章文末都有延伸閱讀，註明了參考書目。像是吸菸那章，就可以看出作者的文章內容部分參考了著名史家卜正民的《維梅爾的帽子》。

美中不足的是，畢竟蘇醫師是西醫出身，強項是西方醫學史，對於臺灣史或中國史這方面的故事甚少著墨。

事實上，這些年，臺灣已經累積了相當多的研究可以進一步參考。像是顧雅文就曾以帝國的角度研究金雞納樹的栽培，探討其在不同時段的發展，並檢視日治時期金雞納樹、奎寧與臺灣防瘧三者之間的關係。眾所周知的奎寧技術史是這藥物是從生物有機的產物變成化學物質，其全合成一直要到二次大戰期間才發展出來。儘管這期間陸續有抗瘧新藥，仍必須與奎寧並用，因此原料金雞納樹的種植在二十世紀前期都是各國的重要課題。

張素玢有篇文章則在探討日治臺灣寄生蟲病與驅除蛔蟲的情況，以及海人草與蛔蟲病治療的關係。文中作者提到，一九二〇年後，驅除蛔蟲最常使用山道年與海人草。一九一八年藤澤友吉商店與臺灣基隆的石丸庄助合作，前往當時爲中華民國領土，隸屬廣東省的東沙島採集海人草，運往日本後以「富士海人草」名義上市，年銷售量達二十至三十萬斤，石丸成爲這項商品的最大日本供應商。之後藤澤友吉商店——亦即後來的藤澤藥品株式會社——發售蛔蟲驅除海人草藥劑Macnin，是日本最早從海人草研發出藥劑的廠商。

此外，劉士永認爲，一九三〇年代之後，脫離了漢藥的臺灣漢醫學，從此之後無法找到適當的施力點，僅能憑漢藥材走入現代藥理實驗室中，或包裹科學外衣、成爲民眾醫療經驗的一環。他並舉出實際例子：一九二〇年代以來，日本科學漢方以民間成藥的方式，如女性滋補補品「中將湯」及咳嗽藥粉「龍角散」等席捲藥品市場，臺灣藥局與藥店架上常可見到這類商品。

上述這些例子應該都是可進一步書寫的臺灣醫療史故事，以蘇醫師的書寫功力，若多蒐集一些這方面資料，日後肯定能寫出另外一本精彩的醫療史通俗讀物——一本屬於我們臺灣醫療的在地故事。

推薦序

善惡交錯、循環相生的醫療史面向

《實習醫師鬥格》原著作者 陳建仁醫師

這是一部很特別的醫學史書，藉由幾個醫學專題，做深入淺出、懷古溯今的探討，鉅細靡遺、旁徵博引，一步、一步導引，讓讀者很快進入主題，逐漸體驗醫學之浩大。

醫學的萌芽始於對病症的觀察，科學家、醫師們起心動念為解決棘手的醫療問題，不斷推測、實驗、改進、修正，於是建立了現代醫學的發展模型。然而在醫療進展中，由於龐大的附帶利益，仍有一些不肖人員為了暴利，不惜犧牲人們的健康做實驗；造假、偽藥不時發生，於是在醫療進展史中，善惡交錯，循環而生。擁有現代醫學的我們，藉由蘇上豪醫師的指引，讓我們確切了解一部眞實的「善惡醫療史」，這是一部非常客觀又深入探討的醫學故事書，值得讀者細嚼慢嚥、好好品味。

外科醫師除了要擅長開刀，對於內科問題及研究也必須清楚了解，才能全方位醫治病人。心臟外科包含了既精細而高風險的手術，挑戰性非常高，尤其對心臟功能的理解需全盤掌握。開心手術做完，病人須住進加護病房，以各種生理監視器評估手術後的身體狀況，做為後續照顧的指導方針。其中肺動脈導管（Swan-Ganz Catheter，史旺—甘斯導管）不但直接反映病患目前的心肺功能，也可以監測藥物治療的效果，尤其在病患心肺功能走下坡之前，它所顯示出來的數據會警示告知醫師。

肺動脈導管是一項偉大而重要的醫療發明，讓心臟內外科的醫療史有更茁壯的進展。心臟左心室的功能是最直接展現人體心肺功能的依據，若將監測導管放置在左心室，不但風險太高、不易置放，更有可能干擾到左心室的正常活動和功能，嚴重會刺激心肌引發心律不整或低血壓而導致死亡。在一九五四年學者康諾利的實驗，證實了肺微血管楔形壓和左心室的末期舒張壓相當，只要得知肺微血管楔形壓便可推敲左心室收縮的功能指數，等於掌握了整體的心肺功能狀況。

到了一九七〇年代有了突破性的發展。傑瑞米．史旺醫師有一次陪著他的小孩在聖塔莫尼卡海灘度假，看到海上隨風飄盪的帆船，靈機一動：是否心臟監測導管也能像帆船一樣，隨著血流抵達我們想要的位置？這時剛好聚氯乙烯的問世，讓插入血管內的導管不再是堅硬而難以控制的管路，而且在人體血液中可以放置比較久，比較不會產生干擾的副作用。於是史旺的醫療團隊設計了這種導管，不斷測試與改良，將可以反覆充氣的小球放在導管前端，從右側頸部上腔靜脈放入。氣球就像帆船的帆一樣，隨著血流動力逐步前進，進入右心房、右心室、肺動脈，最後抵達目的地肺微小動脈。將前端氣球打氣、卡在肺微小動脈，這時測量的血壓和生理數據，就和肺微血管楔形壓差不多，也和左心室的末期舒張壓相當。除了好用，放置較容易，臨床實務上也相當精準可靠，於是大量使用在心臟內外科的醫療用途上，這就是現代醫學非常實用的肺動脈導管。

蘇上豪醫師將這個故事娓娓道來，讓我們對於心臟內外科的進展史產生了極大興趣。內容豐富、生動活潑，逐步引人入勝，乃至綜觀全局，是一部相當精彩好讀的醫療進展史。在其他方面的醫療主題上，也都有深入淺出的探討，讓我受益良多。誠懇而大力地推薦這部偉大著作，相信讀者必能獲益良多。

目錄

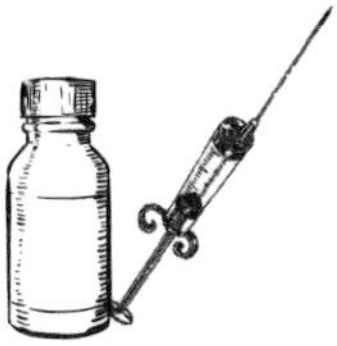

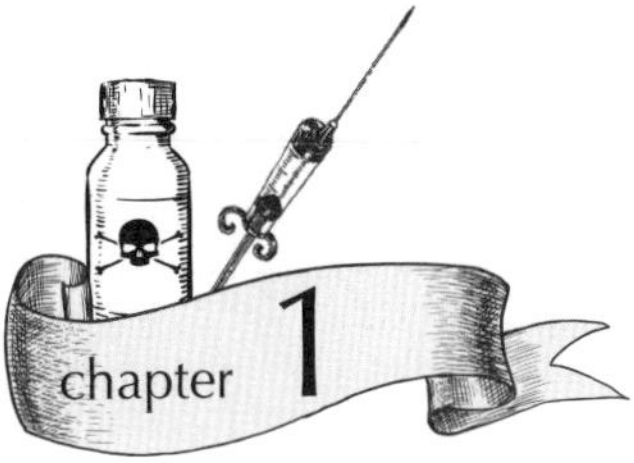

chapter 1

「提升健康」的時代飲品

最近看到所謂有國家「抗疲勞」認證的機能飲料，在各媒體上以鋪天蓋地的廣告方式宣傳。說喝了它不只有「爆炸」般的能量，同時更能展現意想不到的耐力，連世界知名的催眠師也不是敵手。

看到上述有趣的畫面，身為醫師的我不禁發出會心的微笑，除了覺得政府不應該煞有其事替它背書，也讓我想起可口可樂發跡的故事。

古柯鹼、蘇打噴泉、專利藥盛行

話說一八八六年五月八日，住在美國亞特蘭大的藥師約翰・彭伯頓（John Pemberton）在自家的藥房架起了「蘇打噴泉」（Soda Fountain），賣起了剛申請專利（patent）通過的含糖飲料可口可樂，價格是一杯五美分，以今日幣值換算大概是一・二四美元。

彭伯頓推出可口可樂的時機，剛好是美國處在三種流行文化的浪頭上。

首先，可口可樂不是全新的產物，是彭伯頓改良自己之前的心血結晶「法國古柯酒」（French Wine Coca），但他也非原創者，只是跟著流行的腳步走。在彭伯頓的時代，古柯葉的重要成分「古柯鹼」（cocaine）已被萃取出來，上市之後由於藥效神奇，造成了瘋狂的流行，舉凡藥物、飲料、提神劑都不免俗要添加其中。彭伯頓模仿了一八六三年法國科學家安傑洛・馬里亞尼（Angelo Mariani）的「馬里亞尼酒」（Vin Mariani），這是款含有古柯鹼且有教宗利奧十三世（Leo XIII）加持的藥酒。彭伯頓還在廣告上不知恥地寫了「性器官最美妙的補藥」（a most wonderful invigorator of sexual organs），希望自己的產品能夠和馬里亞尼酒一樣大發利市。

結果法國古柯酒還是乏人問津。而且一八八五年，亞特蘭大政府當局開始了禁酒的立法。彭伯頓腦筋動得很快，將其中的酒精成分拿掉，改以當時很流行的非洲可拉果（Kola nut）取代，將它混合糖漿及二氧化碳氣體之後，以這樣的修改配方申請可口可樂的專利，而且為了加強印象，還請精於藝術字體的簿記員法蘭克・羅賓森（Frank Robinson），設計了「Coca-Cola」水波樣的圖騰，暗示飲料中兩個重要

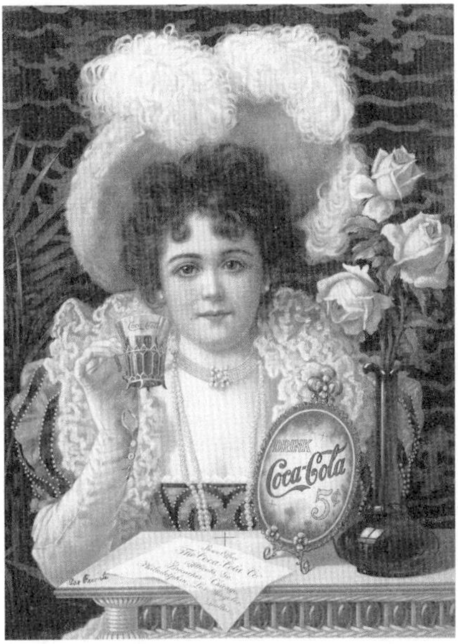

Coca-Cola水波樣標誌

的成分。

對於彭伯頓發明上述飲料的曲折過程，史學家有不一樣的解讀。原來彭伯頓在南北戰爭（Civil War）時受了傷，為了解決傷口造成的慢性疼痛，只好長期服用鴉片，卻也因此上癮。鴉片成癮的人每天渾渾噩噩，此時由古柯鹼取代鴉片，一樣可以止痛，另一方面還可以提振精神，因此彭伯頓一試成主顧，進而發明了可口可樂。這種「獨樂樂不如眾樂樂」、有點「以毒攻毒」的行為，我想也是彭伯頓英年早逝的原因之一。

第二個當時的流行文化是蘇打噴泉。蘇打噴泉說穿了其實就是一種可以將二氧化碳打入飲品的機器，讓消費者拿到時，還可以看到手中的飲料冒著泡泡。

為何蘇打噴泉會盛行？說穿了也是人類長久的誤解使然。歐洲人和日本人一樣，自古都認為溫泉有療效，不僅泡了可以消除疲勞，帶來健康，同時更有意想不到的治療效果，於是乎連有著氣泡的礦泉水，也認為對人體的健康有幫助。可惜由於取得與運送始終都是問題，因此人們都無法在出產氣泡礦泉水的山區之外，享用到飲用那種冒泡泉水的暢快。這樣的渴望終於在十八世紀有了頭緒。一七六七年，英國科學家約瑟夫・普利斯特利（Joseph Priestley）想到了解決方法——他將發酵的麥芽糊注入清水，藉由酵母產生而釋放的二氧化碳溶於水中。這種土法煉鋼的方法只能取得麥芽糊上少量含有氣泡的清水，不過也聊勝於無，至少在飲用時，口腔可以感受二氧化碳的浮動，雖然必須忍受那一點發酵的氣味。普利斯特利也不藏私。一七七二年初，他寫了一本小冊子[1]，將方法對大家公開。於是激起更多人想投入研究，畢竟誰掌握了方便且可以大量製造的氣泡水，就有大發利市的可能。

不到兩年的時間，另一位科學家約翰・馬明・努斯（John Mervin Nooth）改良了普利斯特利的設計，還申請了專利，不過仍無法達到大量生產的目的。一切要等到十九世紀初的亨利・湯普森（Henry Thompson）製造了可以提供二氧化碳加入飲用水的幫浦才有所改變。這時大家暱稱這種飲品叫「蘇打水」（soda water），雖然裡面沒有半點蘇打。英國的流行在十九世紀吹進了美國。耶魯大學教授班傑明・席利曼（Benjamin Silliman）在一八〇六年從英國買了一臺蘇打噴泉。因為覺得產能太小，於是他改裝加大的幫浦設計，也開始在美國多處賣起汽泡水及機器。但這種機器很恐怖，它會將製造出來的二氧化碳放在金屬的管中備用，所以操作不當時會發生氣爆。雖不致於傷人，但可能顧客與操作者都會淋成落湯雞。

所有的不便利在一八三二年被住在紐約市的發明家約翰・馬修（John Matthews）

1 小冊子名為 Impregnating Water with Fixed Air。

解決了。他發明的蘇打噴泉是利用含有碳酸與碳酸鈣的大理石混合，靜置之後產生大量的二氧化碳，接著再送氣入水槽之中。於是源源不斷的氣泡水就可以由幫浦打出，不僅可以裝入杯中暢飲，也開始有了裝瓶保存的功能，美國人開始流行喝這種蘇打水。

可別小看這種流行，蘇打噴泉在十九世紀之後影響力無遠弗屆，大家喜歡在有它的地方聊天、集會、用餐等，所以連藥房也不免俗地架起這種機器，賣起氣泡飲料。厲害的人還能將冬天保存下來的冰塊放到機器中，讓炎熱的夏天能喝到冰涼飲品，這是沒有冰箱的年代裡奢侈的享受。

美國這種依蘇打噴泉而來的所有社交生活，一直持續到一九六〇年之後才慢慢式微，逐漸被百貨公司或影城商場取代。不過蘇打噴泉還存在我們生活之中，只是變成配角，存在於便利商店、酒吧，或者是吃到飽餐廳無限暢飲的吧檯裡。

為了取代酒精之後的空缺，加入焦糖與二氧化碳，除了提升口感外，更希望有養生的效果，因此在它上市時，彭伯頓大言不慚在海報上寫著可口可樂能夠抗疲勞與治療頭痛。這就和彭伯頓所處時代的第三個流行有關——所謂「專利藥」（patent medicine）在美國如雨後春筍般出現。其實專利藥並不是字面上的意思，應該要稱呼它為「成藥」（nostrum）。以今日的觀點來看，和非處方藥（over-the-counter）是一樣的。它一開始源自於十七世紀的英國，當有人發明一種宣稱有益身心健康的藥物或補品，若得到皇室的特許狀（letters patent），便能在上市的時候大力宣傳，吸引消費者的青睞。英國皇室給與商品特許狀的做法，並非單純限於藥物及保健食品，提供皇室認可的授權認證（Royal Warrant of Appointment），除了顯示皇室尊榮，更重要的是刺激消費及增加經濟活動，今天仍然可看到它的影響力[2]。

而承襲自英國的專利藥傳統，為何會在彭伯頓所處的十九世紀美國大量出現？大抵是因為美國在南北戰爭之後，國家的經濟發展日益繁盛，原先以農業為主、型態較為閒適安逸的生活環境，慢慢轉變成工作繁重與緊張的生活型態，於是不管是為了自身健康，抑或是增加活力，甚至是取得心靈的安慰，人們開始尋求藥品或營養品的補充，以減緩工作環境帶來的不適，或嘗試以此治療身體病變，因此刺激了很多人想出千奇百怪的「獨門配方」，利用它們招徠顧客。為了保證自己的心血結晶不被剽竊或模仿，便會為獨門配方申請專利；而美國政府尊重智慧財產權，至於內容物療效如何，也不見得會去背書，至於是不是眞有療效，我想騙人的成分居多。

2 許多英國商品仍掛著皇室符號，如Hunter的雨鞋、Burberry的風衣、The Goring飯店、John Lobb的皮鞋，甚至創立於十八世紀的珠寶Asprey及十九世紀的Steinway & Sons鋼琴等，林林總總、登記在案的共一千多種。

當時的醫學研究不發達，政府也不會多加干涉，商人便在這種「睜一隻眼、閉一隻眼」的態度下，利用專利登記，肆無忌憚地廣告。不只是彭伯頓含有古柯鹼糖水的可口可樂，甚至類似黑松沙士的飲料，以及含有氯仿（一種麻醉藥）的藥水，都可以化身專利藥向普羅大眾推銷。

為大眾健康把關：ＦＤＡ

上述亂象到了後來有失控的現象，因此刺激了美國食品藥物管理局（ＦＤＡ）的成立。ＦＤＡ原本是化學局，下轄於美國農業部，於一八六七年成立，負責檢驗農產品的違法摻入物。成立之初因為檢驗方法不是很進步，加上編制人員很少，只能算是陪襯的單位，一直到一八八三年新任局長哈維・華盛頓・威利（Harvey Washington Wiley）上任，局面才慢慢改變。威利是農夫之子，是一位化學專家。他深信過多添加物有害人體健康，於是職掌化學局時，便想改變現狀，讓食品加工製造與保存，朝向更安全的方向前進。

經濟活動促成食品銷售大增，為了能得到更大的利益，不肖商人偽造標示或標示不清，也利用化學物質使食物有更好賣相。雖然部分送進國會的法案企圖對這些情況採取管制，可惜黑心商人掌握著經濟命脈，使得國會議員只能緘默，擱置不少這樣的民生法案。而威利曾在一八八九年國會聽證會上，大聲疾呼注重食品安全，要求議員增加預算，研究各種食品添加物對身體的危害。可惜如同狗吠火車，沒有得到下文。

有志難伸的威利，遍尋不著有力的支援。於是在三年後，也就是一九〇二年的秋天，使出「霹靂手段」。配合《華盛頓郵報》初出茅廬的記者喬治・羅斯威爾・布朗（George Rothwell Brown）的報導，展開一個現今看來驚心動魄的實驗，期望喚起大眾、甚至政府對於食安的重視。

威利找了一群自願者，在化學局地下室由廚師每天煮出「加味」的食物——這些食物都加入了常用的食品添加物，或為增長保存而使用的化學藥劑。剛開始用的是硼砂（borax）、水楊酸（salicylic acid）、硫酸（sulfuric acid）、苯甲酸鈉（sodium benzoate）及甲醛（即福馬林，formaldehyde），希

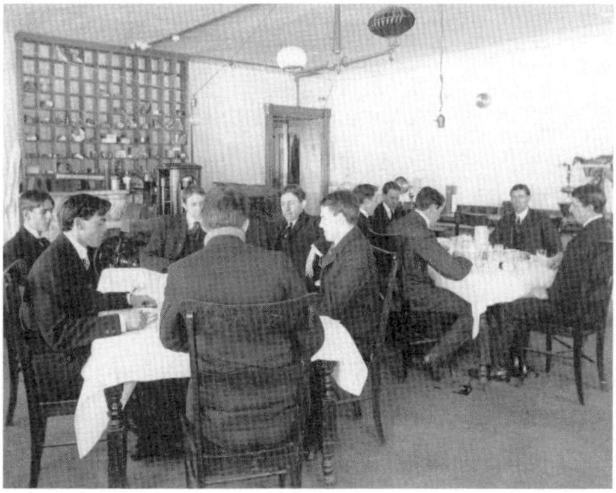

食毒小隊

望觀察這些自願者吃下之後是否出現可能的危害。這些自願者被要求只能吃化學局地下室的食物，而且必須詳實記錄自己的各項生理數據如體重、體溫、心跳等，以及各種身體不適的反應，每天更要將自己的排泄物送到化學局檢驗。除此之外，每星期還要去醫院接受醫師的評估與檢查，時間長達五年之久。

諷刺的是，威利稱呼這些自願者吃飯的地方為「衛生餐桌」（Hygiene Table），不過布朗的報導卻很露骨，直接叫他們是「食毒小隊」（Poison Squad），希望能喚起大眾注意促進食安的立法，可惜成效卻不如預期。威利的做法沒有獲得正面結果，其實不能歸咎於食品加工業的財大氣粗，原因其實很簡單，就是無法提出「一刀斃命」的科學證明。

首先當時的科學研究，無法精確檢測那些添加物在身體造成的「有害證據」，即便威利據此完成多篇成果報告，內容卻流於那些自願者主觀的不適控訴，如噁心、嘔吐、腸胃不適等，也沒有人真的因吃下這些添加物而死。從現代的眼光來看，這些添加物對身體造成的明顯傷害，需要更長時間才會顯現，五年雖長，但還不會產生顯著的併發症。

但老天爺還是公平的。威利提出一百多項有關食安的立法躺在國會裡，一位記者憑著自身經歷寫出來的故事，卻讓這些法案得到重視。一九〇四年，厄普頓・辛克萊（Upton Sinclair Jr.）匿名在芝加哥的肉類加工廠工作七週，並將其中的過程刊登於隔年的社會主義新聞報刊《訴諸理性》（*Appeal to Reason*），這些故事以小說形式發表，名為《屠場》（*The Jungle*）。

小說主角尤吉斯・路德庫斯（Jurgis Rudkus）是立陶宛移民，試圖在芝加哥找尋工作機會，最後來到「屠場區」。可惜他不會說英語，加上工作環境惡劣，又被騙子盯上，不只負債累累，還被驅逐出屠場工作。後來他在肥料廠工作，但太太被老闆性侵。起先他必須討好上司，以保留工作維持生計，但終究嚥不下這口氣，攻擊了老闆而被捕入獄。出獄後，路德庫斯更加難熬，除了老婆難產、沒有錢請醫師而死亡，他的孩子也在泥濘的街道被淹死。最後路德庫斯成了騙子，漫無目的地四處流浪。有天晚上他聽了一場社會主義者的演講，發現了社會和生活的意義，於是他被社會主義者雇用，參加集會遊行，得到了一些象徵性的政治勝利。

辛克萊試圖揭露二十世紀初美國工人被剝削的典型事實，但大眾關注的卻是小說中對芝加哥屠場區惡劣工作環境的描述。不是因為關心工人，而是不想吃到帶有肺結核的牛肉。當時美國總統西奧多・羅斯福（Theodore Roosevelt）雖然因辛克萊社會主義的立場稱其為「狂想家」，甚至在給朋友的私信中說「對他深表輕蔑」、覺得此人「偽善、失衡、說謊」，不過看完小說後，對他的結論表示認同，而且還立即行動，打擊那些囂張與貪婪的資本家。

羅斯福總統委任勞工委員查理斯・尼爾（Charles P. Neill）及社會工作者詹姆斯・布朗森・雷諾茲（James Bronson Reynolds），到芝加哥調查這些肉類加工廠。雖然有事前通知，讓工廠清理了工作環境，但是雷諾茲二人還是覺得環境骯髒且噁心。他們對總統進行了口頭報告，支持了辛克萊的描述，並且在國會的聽證會上贊成立法行動，打臉了之前動物工業局（Bureau of Animal Industry）的報告，因為主事官員宣稱辛克萊是「故意誤導歪曲事實」，而且「十分荒謬」。

羅斯福並沒有發布這篇所謂的「尼爾—雷諾茲報告」，而是在一九〇六年五月四日直接將其送交國會。在輿論的強大壓力下，國會於一九〇六年六月三十日通過了《純淨食物及藥品法案》（Pure Food and Drugs Act）。威利的苦心孤詣因為辛克萊的扒糞小說得到報償，後來的人也暱稱此法為「威利法案」（Wiley Act）。

提高對藥品管理的重視

對於商人違法添加及標示不清的食品，這個法案就成了尚方寶劍，之後加入專家意見與建議，成為今日很多治療準則（guideline）的雛形。前述法案以食品管理為主，一九一二年威利去職後，化學局才將觸角伸入藥品管理。因為此時各種稀奇古怪、沒有療效的專利藥充斥市面，雖然有很多人模仿辛克萊，揭發不少江湖郎中的產品，可惜美國政府不知是否顧及商業發展，又或受到財團關說，始終沒有加強管制措施。化學局雖然在一九三〇年代初期提出威利法案的修正案，可惜在國會一躺就是五年，直到一九三七年發生了一件慘劇，才挑起公部門的重視，讓威利法案有了前進的動力。

一九三〇年代，磺胺類抗生素（sulfanilamide）的問世彷彿是救世主降臨。曾經害人無數的鏈球菌感染，醫師憑它便可以將患者從鬼門關拉回來。但是一九三七年六月，一位藥品推銷員的請求竟然奪走了一百多位患者的性命，其中大多是小孩子。

可能是為了讓更多因為鏈球菌感染而造成喉嚨痛的病人容易吞食，那位推銷員向所屬的公司負責人山謬・伊凡・馬森吉（Samual Evans Massengill）請求，希望能將以藥錠或藥粉形式為主的磺胺抗生素做成液體。藥廠責陳首席化學家哈洛德・寇爾・瓦特金（Harold Cole Watkins）完成此一任務。他反覆做了試驗，發現「乙二醇」（diethylene glycol）可以溶解磺胺藥，最終就以此法，加上覆盆子口味的糖漿問世。因為法令鬆散，沒有經過任何人體安全性測試，這種液體的磺胺藥就以「磺胺萬靈丹」（Elixir Sulfanilamide）的品項包裝上市。

當時沒有人知道，化學實驗裡做為抗凍劑的乙二醇毒性頗為劇烈。它在九月分上市後，不到一個月的時間，美國醫師學會（American Medical Association, AMA）在十月十一日就接獲數起疑似因服用造成死亡的報告。ＡＭＡ所屬的實驗室緊急向藥廠拿了藥品來測試，很快發現其中致命的毒物應該是乙二醇，於是透過報紙和廣播，向群眾及所屬醫師會員發出緊急通知，提醒大家磺胺萬靈丹有毒而且會致命。

十月十四日，一位在紐約執業的醫師也通知華府的化學局，同時該局在堪薩斯市的檢查員也回報，有八位小孩及一位成人可能因為服用磺胺萬靈丹而死亡。於是化學局緊急通知藥廠收回該藥物，結果發現負責人早已知道問題嚴重性，卻僅發出電報通知銷售員及相關組織，並沒有把它當成緊急事件處置。

終於在化學局強力主導下，藥廠對其相關事業再度發出死亡警告，要所屬單位趕快回收。而且在政府緊急動員下，數百位檢查員及相關醫師、藥師等傾全力追回這些有毒的藥物，不過最終只追回成品九百零七公升中的八百八十四公升，其餘的都已被病人吞下肚，結果造成一百多人喪生。這些服下含有乙二醇的磺胺萬靈丹病人，人生最後歷程是差不多的：接下來的七到二十一天裡會嚴重嘔吐、肚痛，沒有尿，隨之而來的腎衰竭、昏迷到死亡。說他們在鬼門關前是活在煉獄裡也不為過。

接受偵訊的藥廠負責人馬森吉卻大言不慚道：「我和我的化學家對於有多人死亡的結果十分懊惱，但對於該產品的製造，我們一點錯也沒有。我們已經合法多次提供專業需求的產品上市，但無法預料會有這等憾事發生。對於這件事我不認為有任何該負的責任！」並不是所有的人都和馬森吉一樣厚顏無恥，負責調出此種致命藥劑的瓦特金，知道鑄成大錯後，頂不住壓力就自殺了。事實上馬森吉老神在在是有道理的，面對聯邦政府二十五項指控，磺胺萬靈丹只有一項「標示不實」（misbrand）被定罪，罰則也不痛不癢，因為法令寬鬆，讓只想賺錢而不願負責的黑心商人，有多種逃脫法律制裁的門道。

歷經這些風波，一九三八年，美國國會通過《食品、藥物及化妝品法案》（Federal Food, Drug and Cosmetic Act），還因此成立了FDA。至今將近八十年，不只為美國消費者把關，也成為全世界政府模仿的目標，其一言一行影響甚劇。美國政府在成立FDA後，對於專利藥採取更嚴厲的查緝行動是可想而知，終於使誇大不實、不入流的藥品及醫療器材逐漸消聲匿跡。

既然如此，一開始也以萬靈丹形式上市的可口可樂，為何可以生存下來？

由於彭伯頓沒有生意頭腦，加上消費者不捧場，他只能將可口可樂的專利在一八八七年以二千三百美元（大約今日五萬五千五百美元）的代價，賣給另一位藥師阿薩・凱德蘭（Asa Candler）。

深知推銷與廣告的重要性，凱德蘭砸下重金替可口可樂於全美宣傳，同時還免費送出試飲券，因此在短短十年之間，可口可樂營業額暴增四十倍，成為全美市占率第一的飲品。有趣的是，一八八九年美國和西班牙發生戰爭，為了籌措軍費，不得不對藥品加重稅率，凱德蘭左思右想覺得可口可樂以「藥品」販賣得不償失，才將它退出專利藥市場，專心以飲料方式推銷，使得它在FDA成立後逃過其誇大療效、標示不清的查緝，否則今日可口可樂能否以相同面貌存在，仍是未定之數。

能量飲料崛起

一九四九年以前，民眾平時喝的飲料多屬於前述加糖的碳酸水，或是添加了水果風味的人工甘味飲料。到了一九四九年，一位芝加哥化學家卻另闢蹊徑，發展出另外一種飲品，正是機能飲料的濫觴——「能量飲料」（energy drink），這似乎可以看作是我們這個時代的「時代飲品」。

這位化學家叫比爾．史瓦滋（Bill Swartz），因為常常聽到周遭的工作夥伴抱怨疲累，而且談到可能是食物中缺乏維他命所導致，史瓦滋心有所感，於是以一般氣泡飲料為基底，加入咖啡因、維他命B群以及檸檬汁。

為何史瓦滋的同事會覺得自己沒有工作活力是食物裡缺乏維他命？原因很簡單，維他命在當時是新興時髦的玩意，正被商人製成各式各樣的錠劑，宣傳它的好處，要消費者當成營養補充品。

二十世紀初，研究腳氣病的波蘭化學家芬克（Casimir Funk），認為米的外殼（husk）有種胺類（amine）物質，缺乏該胺類物質是造成腳氣病的原因。他稱此種胺類對人體很重要（vital），所以將兩字「vital」、「amine」組合，成為今日「維他命」（vitamin）的由來。人體缺乏各種維他命時，會發生疾病。一九一二年英國化學家佛瑞德克・霍普金（Frederick Hopkins）爵士，以及芬克提出「腳氣病是缺乏維他命的假說」，並成功分離出糙米外皮的胺類物質及維他命B_1，開啓了日後的重要研究。

佛瑞德克以餵食「單純化」的食物為設計，做出可能缺乏營養素的食譜餵動物，慢慢找出各種維他命，後來才能知道缺乏維他命A會引起夜盲症，缺乏維他命B_2會有口角炎，而缺乏維他命D身體會有骨質疏鬆現象。於是各種維他命被做成藥片上市，商人們鼓吹消費者多加服用，做為一種營養補充。殊不知這些維他命是治療疾病用的，並非是眞正必要的食品，無奈這種觀念還充斥於現代的民眾之間，也算是商人廣告的厲害之處。

史瓦滋腦筋動得快，將維他命混入飲料。但他沒有製造經驗及設備，於是在雜誌中刊登廣告，想找合作夥伴。結果在田納西州強森市（Johnson City），有一個名叫「Tricity」飲料公司的負責人查爾斯・高登（Charles Gordon）來找他。二人一拍即合，創造出「能量補充」（engery booter）飲料——Dr. Enuf，Enuf發音同英文

「enough」，表示「足夠」的意思，同時在宣傳中說到：維他命B群就是飲料可以提神的來源。這種沒有科學根據的說法，時至今日還是沿用在各種提神飲料或維他命補充品中，以含有維他命B群自豪，算是商人利用廣告洗腦、以訛傳訛最佳例子。

Dr. Enuf 最後賣給百事可樂集團，目前仍有生產，而且與時俱進推出各種不同內容物的飲料，添加了更多「科學研究發現人體不可缺少的胺基酸或營養素」，雖然銷路大不如前，但仍不失能量飲料領頭羊的風範。在 Dr. Enuf 之後，有更多能量飲料出現，其中最成功的當是紅牛（Red Bull）這個品牌。它的崛起是個傳奇。

紅牛原是華裔商人許書標（Chaleo Yoovidhya）於一九六六年在曼谷製造的飲料，因為含有咖啡因可以提神，常常被夜班工人、長途貨運司機，甚至是泰拳選手做為提神與健身用；也因為叫紅牛，常被認為有牛身上的萃取物，大概是其成分牛磺酸（Taurine）的關係。牛磺酸雖然在一八二五年就被發現，但是效用在二十世紀中葉才慢慢為科學家所了解。它能維持腦部運作及發展，還有加速神經元增生作用，除此之外也可以降低血壓及減輕心衰竭症狀。因為具有抗氧化、增加肌耐力的作用，所以被以「抗疲勞」的效用加入能量飲料中。

奧地利商人迪特利西・馬特其茨（Dietrich Mateschitz）很喜歡紅牛，於是在一九八五年，和許書標合資創立紅牛公司，以時尚包裝，加上提升精神力的宣傳，成為世界知名品牌，同時也是各式各樣機能飲料模仿的對象。被視為經典的紅牛，始終擁有驚人銷售成績，現在以每年三十億罐的銷量持續受消費者歡迎。

機能飲料的「能量」源頭

含有牛磺酸的機能飲料眞的很神嗎？姑且不論它的評價是正面或負面，且讓我們看看蓋爾．史考特（Gayle Nicholas Scott）所整合的報告，他是美國東維吉尼亞醫學院（Eastern Virginia Medical School）的副教授，也是臨床藥學專家。我將報告的重點整理於下：

1. 研究發現，這些機能飲料提神的作用應該是來自其中的咖啡因，而不是牛磺酸。
2. 不少小型研究發現，類似紅牛的飲料有增加運動能力的效果，但發現無效的也有很多。二者的共同弱點都是沒有大型、可受公評檢驗的研究群組，僅限於幾十個人的觀察報告。
3. 有不少報告指出，飲用過多機能飲料對身體有害，像是血小板功能受損、心律不整，或是增加心血管疾病風險，這也是為什麼偶爾會看到媒體報導有人喝了它之後猝死。

4. 史考特在結論裡提出一個很重要的論點：若是牛磺酸可以增加運動能力，應該會被世界反禁藥組織（World Anti-Doping Agency, WADA）列為禁藥，但事實上沒有。

有異於史考特對這些機能飲料含有牛磺酸的損益討論，有另一個更嚴重的問題潛藏其中：這些飲料含有大量糖分。一罐不到三百毫升的機能飲料，若以一顆方糖四．五公克來算，含糖量至少在六顆以上，而這也是二〇一六年九月十二日《美國醫學會雜誌》（*The Journal of American Medical Association*, JAMA）一篇研究文章中提到的重大問題。

牙醫師柯恩斯（Chritin E. Kearns）所帶領的團隊，發表了一九六〇年代對糖的研究。根據他們所掌握的內部文件顯示，當時的糖研究基金會（Sugar Research Foundation），即今日的糖業協會（Sugar Association），支付了五千六百美元（相當於現在的五萬美元）給三位哈佛大學的學者，他們的研究主題是關於糖及脂肪對於心臟病的影響。一九六七年，這三位哈佛學者將研究成果發表於《新英格蘭醫學期刊》（*The New England Journal of Medicine*）上，盡量淡化了糖與心血管疾病的關聯，轉而強調飽和脂肪酸是最大禍首。這件像是「買通」學術研究報告的事件發生在五十年前，這些哈佛學者與糖業基金會高層目前皆已不在人世，也無從得知相關批評，只剩下《紐約時報》所下的驚悚標題：「糖業公司企圖操縱科學研究」（Sugar Industry Attempt to Shape Science）。

國民健康 vs. 經濟利益

身為醫師，我覺得這不過是冷飯熱炒，畢竟今日研究環境早已不是五十年前可比——因脂肪和攝取過多糖分（尤其是加工糖）引發的疾病，在期刊報告上已不勝枚舉；二〇〇二年七月二十三日，美國心臟學會在《循環雜誌》（*Circulation*）上，甚至開宗明義指出攝取過多糖分，對心血管疾病、糖尿病都有一定影響，連帶在網站上公布對於代糖及合成糖的飲食建議，這些資料都已公開十年以上。

不過當整體經濟利益對上國民健康，政府的態度卻是鬆散的。即便美國是研究心血管疾病的翹楚，但是只要沒有鬧出人命，要是能促進經貿發展，這些行為都可以被容忍。像是添加瘦肉精、高糖、高脂及高度加工的食物，都能夠順利販賣。畢竟如果生了病，後面還有龐大的醫療商機。

然而還是有些國家不是這樣想。以匈牙利為例，二〇一一年開始管制加工食品，一口氣將糖、鹽、咖啡因及油脂含量全部加入課稅範圍。因為政府發現民眾肥胖的問題十分嚴重，日後對健康的影響勢必加劇。墨西哥政府也學習匈牙利，在二〇一五年開始徵收糖稅，民眾飲用含糖加工飲料的比例因此下降二．五%到六%。這些措施立意雖美，產生的後續效應卻不見得是好的。匈牙利雖在四年內增加了七十億元稅收，許多食品加工廠卻因此倒閉，數以千計的工人失業。被視為「不健康」的加工食品價格提高後，墨西哥國內經濟條件差的人只好選擇「更便宜」的食品，而非「更健康」的那些。

身在臺灣的我們，看到正反二面的效應後，應該追隨匈牙利、墨西哥，甚至即將開徵「含糖飲料稅」（sugar soft drink tax）的英國嗎？

每當發生重大食安事件，政府除了查封食品、要求廠商自律、提出證明，似乎也只有任事件降溫，祈禱沒有其他意外發生。究其原因，除了人員編制短缺，更沒有大家期待的國家級食安單位出現，達到統合檢驗與稽查，甚至研究的可能，為國民降低食安風險做努力。這讓我對臺灣的食安問題憂心忡忡，並對這樣的鴕鳥心態不以為然。

即使現在有了更為嚴苛的立法做準則，但法官的自由心證往往「高高舉起、輕輕放下」，彷彿要等到類似美國磺胺萬靈丹的死亡事件發生，才對摻入危害人體成分的食品加工業者嚴懲。是否現代的我們也要成立如美國當年的「食毒小隊」，找一群志願者吃下那些害人的東西，依照其損害程度決定刑責高低？我強烈主張只要摻入有害物質於食品中，基本上就要有近似「殺人未遂」的刑度量刑，若有人因此死亡，「謀殺罪」的判決就應該加諸在這些眼裡只有錢的黑心商人。法律是最後的防線，我們不能期待每個犯罪者都像化學家瓦特金，在犯錯之後有道德覺醒。太多人像他的上司馬森吉一樣，反正有法律漏洞可以鑽，嘴上認錯永遠是下下之策——最近因為黑心油而鋃鐺入獄的魏姓食品公司負責人，截至目前為止，未對自己公司做出的違法食品誠心道歉，他說的三十億食安基金，亦如空中樓閣。

最後一點，也是我不能接受的，就是機能飲料在廣告上說的「國家級」抗疲勞認證。仔細看看它得到認證的理由，只是餵食了四十隻老鼠而得到的結果。憑著薄弱的研究報告便得到背書，政府卻忽略其中高糖分的危害，顯示沒有替食安把關的決心。

身為醫師，我一直希望政府負起照顧人民健康的責任，不過總是事與願違，只看到疏忽怠惰的食安環境。或許政府認為有了全世界CP值最高的健保制度，可以亡羊補牢。就像八仙塵爆的傷患已經有了妥善照顧，而肇事者依然逍遙法外。這種深沉的無力感，如同李前總統的名言，真是「身為臺灣人的悲哀」。

延伸閱讀

1. Coca Cola: https://en.wikipedia.org/wiki/Coca-Cola
2. Hisory of the Soda Fountain: https://www.artofdrink.com/soda/history-of-the-soda-fountain
3. Patent medicine: https://en.wikipedia.org/wiki/Patent_medicine
4. 蘇上豪（2015），《暗黑醫療史》。臺北：方寸文創。
5. 蘇上豪（2015），《胖病毒、人皮書、水蛭蒐集人：醫療現場的46個震撼奇想》。臺北：時報文化。
6. FDA's origin & Function: https://www.fda.gov/AboutFDA/WhatWeDo/History/Origin/default.htm
7. The Jungle: https://en.wikipedia.org/wiki/The_Jungle
8. Sulfanilamide Disaster: https://www.fda.gov/aboutfda/whatwedo/history/productregulation/sulfanilamidedisaster/
9. The Poison Squad: An Incredible History http://www.esquire.com/food-drink/food/a23169/poison-squad/
10. Gayle Nicholas Scott: Taurine in Energy Drinks: Backed by Research or Just Bull http://www.medscape.com/viewarticle/804080l
11. Kearns CE, Schmidt LA, Glantz SA. "Sugar Industry and Coronary Heart Disease Research: A Historical Analysis of Internal Industry Documents." *JAMA International Medicine*. 2016 Nov 1;176(11):1680-1685

chapter 2

三千煩惱絲

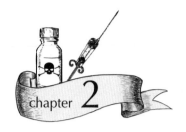

前職棒選手張泰山和也是職棒選手的姪兒張正偉，聯手拍攝的生髮藥水廣告相當逗趣。除了道盡男性朋友對禿頭的無力感，也讓讀者不禁好奇，這種藥水真的如同廣告所說的一樣有效嗎？

暫且不論它的效用如何，這種含有五％「米諾地爾」（minoxidil）成分的藥物，如何被製造成生髮藥水，過程絕對比廣告更引人入勝。

米諾地爾誕生

一九五〇年代末期，美國製藥廠普強公司（Upjohn Company）的科學家，選擇了一個具有「抗膽鹼」（anticholinergic agent）的化合物做動物實驗——N, N-diallylmelamine，俗稱DAM或u-7220，希望能找出治療消化性潰瘍的藥劑。這是種令醫師束手無策的疾病，當時除了使用制酸劑，就只能等到病患症狀惡化，甚至出血，才能接受外科手術治療。具有抗膽鹼作用的藥物通常會抑制人體腺體分泌，而且有鬆弛支氣管及腸胃道平滑肌的作用。普強科學家的想法很單純，試試DAM是否可以抑制胃酸分泌，甚至緩解腸胃道痙攣與疼痛。試驗了一段時間，DAM讓這些科學家失望了。不過有趣的是，他們在接受實驗的動物身上發現血壓有明顯下降的趨勢。藥廠腦筋轉得快，立刻將DAM研究投入高血壓治療。

一九六〇年代，醫學研究開始對高血壓的危害有粗淺的概念。隨著弗雷明翰心臟研究（Framingham Heart Study, FHS）的資料陸續被發表，醫師們慢慢扭轉以前的錯誤認知，即「血壓高是人體不可避免的現象」，轉而認為它是必須強力介入治療的病症。於是任何可能降低血壓的物質，科學家都充滿了高度興趣，普強公司對DAM高度重視，自然是不在話下。

DAM這次沒有令人失望。首先在以狗為主要對象的動物實驗中，普強科學家興奮地發現DAM的三種代謝產物中一種命名為DAMN-O的物質，正是產生降血壓作用的源頭；和DAM相比，降壓作用高達二十倍以上，於是變成下一階段動物實驗的明星。可惜在一九六一年底，發現DAMN-O雖然顯示優越的降壓效果，卻有令人憂心忡忡的毒性：有些狗兒服用之後，左心房有明顯的出血現象。這一結果使得FDA承受巨大壓力，審核實驗的種種參數之後，FDA不得不回絕普強公司DAMN-O在人體臨床實驗的申請。

普強公司的科學家沒有氣餒，他們以DAMN-O為基礎下，陸續修改化學方程式。經過了幾年努力（根據文獻，至少超過二百個新合成品），終於發現了合適的產物，並將它命名為「米諾地爾」。再次動物實驗的報告裡，沒有發現前述心臟出血的狀況，而且降壓效果仍具有一定水準，終於讓FDA核准了它的人體實驗。不過附帶條件比較嚴苛，必須是其他藥物治療失敗的患者才准予使用，顯見FDA對這項申請還是有一定的戒心。

發現嶄新用途

任職於科羅拉多大學醫學院的齊西（Chidsey）助理教授，於一九六八年負責米諾地爾的人體實驗。使用米諾地爾七～十天內，高血壓病人即產生顯著的降壓效果。雖然仍有少數案例出現水腫或心臟衰竭，其臨床效果依舊令人振奮。

可惜米諾地爾出現了副作用。若治療時間超過二星期，齊西發現超過一半的人發生多毛症（hypertrichosis），全身多處長出毛髮；隨著時間愈久，現象愈明顯。為了這個惱人的結果，齊西找來了同醫院的皮膚科醫師吉特・卡恩（Guinter Kahn），希望以他的專業找出其中的原因。

雖然最終沒有得出什麼結論，不過齊西和卡恩的想法不謀而合，覺得米諾地爾似乎可以解決掉髮的問題。為了證明自己的想法，卡恩向普強公司要了一些米諾地爾的樣品，和另一位同僚保羅・葛蘭特（Paul Grant），打算私下用它做刺激毛髮生長的研究。他們的研究未經普強公司授權或經齊西認可，自然埋下了日後雙方專利權紛爭的導火線。

二人以一%濃度的米諾地爾，混合以酒精為主的溶液，製作成局部貼片，並且找了另一位皮膚科醫師及辦公室祕書做白老鼠，將它們貼在上臂的皮膚上，看看會產生什麼現象。除了卡恩的皮膚因刺激而產生皮膚炎（現今生髮藥水仿單[1]上提醒消費者的副作用之一），葛蘭特身上「新增的黑色毛髮」，讓二人相當興奮。

卡恩暗地做實驗的同時，米諾地爾通過了FDA核准，以治療高血壓的處方藥上市，普強將它取名為「洛寧錠」（Loniten）。只能說卡恩與葛蘭特涉世未深，不懂商場上的狡猾與勢利。二人得知局部塗抹米諾地爾可以長出新毛髮後，一九七一年底便前往密西根州普強公司總部，連袂會見該公司高層，說明這個研究結果。普強公司立刻為米諾地爾可以局部生髮的作用申請專利，而向FDA打小報告說卡恩他們做了未經授權的人體實驗。普強公司只給了二人微薄的獎金，草草打發他們，這個結果讓他們大失所望。不甘研究結果被剝削，他們聘請了律師布魯斯・克拉斯（Bruce Klaus）申請了相同的專利——從此他們和普強公司展開了十幾年的專利法律訴訟。

1 仿單：一般指型錄（catalog）、使用說明書（instruction for use）、操作手冊（operation manual）等，由製造廠所提供，內容為宣稱產品用途、注意事項、型號規格、圖樣等。

由於訴訟的關係，一九七〇到八〇年代，洛寧錠雖是治療高血壓藥物，但可以「生髮」的消息卻沸沸揚揚，有不怕死的禿頭患者，私下接受醫師的建議，冒著血壓下降的風險，將洛寧錠變成「仿單外使用」（off-label use）的生髮藥物，試圖解決身上的痼疾。

由於卡恩和葛蘭特與普強公司的訴訟過程冗長痛苦，對他們的生活產生了不小的影響。一九七八年，葛蘭特成為虔誠的基督徒，並成立了慈善基金會，不只行醫、做宗教研究，還救濟窮苦人。他曾對妻子說，如同《聖經》中的大衛和巨人歌利亞決戰，他只能祈求上帝解決此一爭端；而卡恩過得相當辛苦，不只家裡遭受祝融之災、財產付之一炬，還與妻子離了婚，落得獨自和大腸癌對抗的處境。

普強公司以米諾地爾治療雄性禿，在人體試驗階段得到不錯的效果。為了讓此藥可以順利上市，終於在FDA的居中斡旋下，和卡恩二位之間的訴訟在一九八六年畫下句點。普強公司願意和他們共享專利權，至於最後有沒有付錢，倒沒有人出面證實。一九八八年八月十八日，普強公司得到FDA核准，以五％米諾地爾製成生髮藥水「落建」（Rogaine），成為人類有史以來，第一個被科學證實有治療脫髮效用的藥品。

落建的名字「Rogaine」有玄機在裡面。原來普強公司一開始申請的名字是「Regain」，意為「再次獲得」，但FDA有些擔心，便不同意使用以令人誤解的名字上市。如學者葛軒（Gersh）說人體實驗結果顯示：「大約只有三十九％的使用者有反應，而且長出的毛髮疏密度不一，更重要的是，只要停用，效果就無法持續。」普強公司始終沒有明確界定，米諾地爾用在哪些人身上有刺激毛髮生長的效用；使用米諾地爾可以長出毛髮的原因，至今也不清楚。

卡恩分享到專利權後，在某個表彰貢獻的餐會演講上，說出了這麼一段話：「有三樣東西不應該得到專利：一是占卜棒，二是永動機[2]，三是任何可以長出毛髮的東西！」卡恩把米諾地爾視為煉金術士的發明，幽了自己一默，但對這位人類歷史上第一次使用生髮藥水，卻沒有得到「應有知名度」的醫師，媒體利用他說的話下了新聞標題，還給他一個公道：「現在，女士和先生們，不能有專利的只剩二項！」（Now, ladies and gentlemen, there are only two!）

2 永動機：是一類所謂不需外界輸入能源、能量或在僅有一個熱源的條件下，便能夠不斷運動並且對外做功的機械。

始終糾纏人類的「無毛」煩惱

人類發展歷史裡，「頂上無毛」應是相當令人苦惱的問題。茹毛飲血的時代，如果發生「落髮」或「禿頭」的情形，不但會引起他人異樣的眼光，更必須面對保暖的考驗。由史學家的記錄發現，西元前三千年的亞述人、蘇美人，之後的波斯人及希臘人，其統治階級都有配戴髮飾或假髮的習慣。還有古埃及的王公貴族，不論男性或女性，除了戴上製作精美、含有人類頭髮成分的「假髮」之外，還有鬢角裝飾出現——一頭濃密的秀髮不僅有保護作用，更是地位的表徵。

古老的醫學典籍中，出現如何生髮的處方、治療禿頭的方法，應該也不值得感到奇怪。例如一八三七年在埃及路克索（Luxor），由德國考古學家、也是小說家的格奧爾格・莫里茨・埃柏斯（Georg Moritz Ebers）所發現的莎草古書[3]就有至今出現最早的「生髮」祕方。其中成分有氧化鐵粉末、鉛丹（red lead）、洋蔥、雪花石膏（alabaster）、蜂蜜，以及多種自其他生物身上取得的脂肪，如蛇、鱷魚、河馬、猴子等。上述材料全部被攪和成粉末，而且必須在神廟前對著埃及人敬重的太陽神，念一段莎草紙記載的、具有魔力的祈願文，才可以服下。歷史文獻沒有告訴我們這種藥物的治療效果如何，但想必和中華文化的香灰、符紙相去不遠，否則那些法老及貴族們，也不需要幾可亂眞的假髮來裝飾。

各種莫名其妙的生髮藥方，之後陸續被發明，但都一樣沒有效果。不過我必須提出：被西方尊為醫學史祖的希波克拉提斯（Hippocrates），他有關治療禿頭的記載，其中的祕密二千多年之後才被解開。

希波克拉提斯深受落髮所苦，在所著的醫學典籍中，記載了個人生髮的處方。其成分有鴉片、山葵、鴿子糞、紅菜頭以及很多辛香料。從這些成分看來，也怪不得現在有人把「生薑擦禿頭」當成生髮祕方。但這種方式當然是一點效果也沒有，於是「禿頭」成了希波克拉提斯的正字標記，直到二千多年後的西方世界，仍有人文雅地把「頂上無毛」稱作「希波克拉提斯禿頭」（Hippocratic baldness）。

說到希波克拉提斯的故事，並非為了他的禿頭，而是他對禿頭的成因見解與可能的外科療法。透過觀察，他在醫學著作《格言》（*Aphorism*）第二十八冊中提到，波斯軍隊中那些照顧皇帝起居的閹官（eunuch）中，似乎沒有人出現「禿頭」的現象，也沒有當時很多人罹患的痛風。希波克拉提斯認為充滿「熱血」（hot blood）的男性比較容易禿頭，那些閹官因缺乏熱血，所以不會禿頭。言下之意，

3 路克索古稱底比斯（Thebes），這份莎草古書史稱Ebers Papyrus。

是褒揚禿頭的男人比較有男子氣概？抑或是提醒他們如果真的因禿頭傷了自尊，「引刀自宮」是終極的手段？

上述論點讓我想到金庸武俠小說《笑傲江湖》的林平之、東方不敗兩人所練的「辟邪劍法」和「葵花寶典」，作者的發想是否來自希波克拉提斯？又或是日本職棒火紅的軟銀鷹隊三壘手、滿臉鬍子的松田宣浩，其「熱男」的稱號是否也抄襲西方醫學之父的典籍？

我的玩笑話似乎扯遠了，但想必讀者一定想知道，到底是誰解答了希波克拉提斯二千多年前的疑惑？其曲折過程不比米諾地爾成為治療禿頭藥物來得遜色，更有趣的是，它的開始竟然和頭髮生長一點關係也沒有。

男性氣概與落髮的關聯？

話說一九七四年，正當卡恩和葛蘭特與普強藥品公司的專利權官司打得如火如荼，紐約康乃爾醫學院的內分泌專家朱利安・因佩里托・麥克金尼（Julianne Imperato McGinley）在醫學會議裡的報告，吸引了當時默克藥廠（Merck）基礎研究部門主任平扎羅斯・羅伊・瓦格洛斯（Pindaros Roy Vagelos）的注意——她的報告講的是加勒比海群島上一群先天基因有缺陷的男性。

麥克金尼報告裡提到的那些男性患者，小時候外生殖器發育不明顯，以至於被當成女孩子撫養；等到年紀漸長，才發現這些被誤認的小女孩有男性低沉的聲音，以及比較小的男性外生殖器，攝護腺也比正常人小，而他們似乎都沒有禿髮問題。麥克金尼的研究團隊進一步研究發現，這些有基因缺陷的男性是體內少了所謂的5α還原酶（5α-reductase enzyme），是將睪丸酮（testosterone）轉化成二氫睪固酮（dihydrotestosterone）的重要推手，少了它的作用，男性的性徵會發展遲緩。

學者看到了疾病，而默克藥廠的瓦格洛斯看到的是商機。臨床發現男性超過六十五歲，多少會有攝護腺肥大的問題；如果超過八十歲，幾乎九十%以上的男性都逃不了魔掌。雖然並非攝護腺肥大的患者都有惱人的症狀，但根據學者研究，此症患者大約有四十%需要接受手術治療。

瓦格洛斯所處的那個年代，美國超過五十歲的男性，每年大約有四十萬人因攝護腺肥大接受手術治療，若加總其他未手術患者，外科及藥物的費用預估約有三百億美元之譜。

瓦格洛斯和默克藥廠的資深生化專家格蘭・亞斯（Glen Arth），聯手說服了藥廠的高層，希望他們出資發展人類「5α還原酶抑制劑」，因為它可能有讓腫大的攝護腺縮小的效果，默克藥廠最後同意了。事實證明瓦格洛斯的想法相當正確。經過多年研究的人體實驗，默克藥廠終於合成一種具有抑制5-甲基還原酶抑制劑的藥物「Finasteride」，商品名稱叫「波斯卡」（Proscar），一九九二年獲得ＦＤＡ核准上市，讓默克藥廠大發利市。

看到麥克金尼的研究，你一定對服用波斯卡的人有「生髮」副作用不覺得奇怪，頭髮多寡似乎和男性荷爾蒙濃度成反比。觀察到此一結果的默克藥廠再接再厲，將五毫克的波斯卡降低劑量，做成一毫克的「柔沛」（Propecia），一九九七年又得到ＦＤＡ核准治療雄性禿。

不管是波斯卡或柔沛，和落建相比，命運較坎坷一些。前二者的治療範圍雖廣，但是對男性性功能有一定影響，而且停藥之後，一時半刻也恢復不了。可惜的是，默克藥廠對這些消費者的投訴，一直沒有提出正面提醒。

二〇〇八年，默克藥廠終於在瑞典政府介入下，在包裝上加註警語。不管是波斯卡或柔沛，服用之後都會有持續性勃起障礙（persistent erectile dysfunction），而美國卻遲至二〇一二年才因ＦＤＡ要求，加上「性活動障礙、射精障礙和性高潮障礙，即使停藥也會持續」的警告——此時距離波斯卡上市已有二十年之久。根據drugwatch網站上整理，截至二〇一七年五月十五日為止，全美男性消費者對柔沛造成的性功能障礙副作用而提出的訴訟案件已達一千一百七十例，而聯邦法院受理的也超過一千例。

另外讓人覺得有趣的是，由於柔沛可能掩飾運動員使用類固醇的行為，國際反禁藥機構於二〇〇五年至二〇〇九年間，明令其為禁藥。此舉讓一大堆用來治療禿頭的知名運動員受到無妄之災：如長跑健將扎克・隆德（Zach Lund）、足球員羅馬里奧（Romario）、知名冰上曲棍球選手何塞・西奧多（José Théodore）都被禁賽一段時間。

麥克金尼的研究，加上默克藥廠的努力，解答了希波克拉提斯二千多年前有關的禿頭疑問。一九九五年做相同研究，卻被瓦格洛斯先拔得頭籌的美國杜克大學研究團隊，之後發表相同的「治禿」方法時，只能徒呼負負，他們接受《舊金山紀事報》（*San Francisco Chronicle*）訪問時，說了一段令人捧腹的結論：「閹割（castration）或許是治療雄性禿的好方法，不過應該無法進行商業化！」看來治療男人的禿頭，符合了孟老夫子二千年前給的明訓，眞是「魚與熊掌不可兼得」！

想像力十足的生髮偏方

前面談到的「洛健」與「柔沛」，是幾千年歷史上有科學認證的「生髮藥」，但其他沒有效用的藥方如滿天星斗，不可勝數。在此我不想浪費篇幅，被人誤解用「後之視今，如今之視昔」的想法去評斷前人的研究，但也有些發明讓人覺得創意十足。工業革命之後、被認為科學較昌明的時代裡，這些投機者用來詐財的

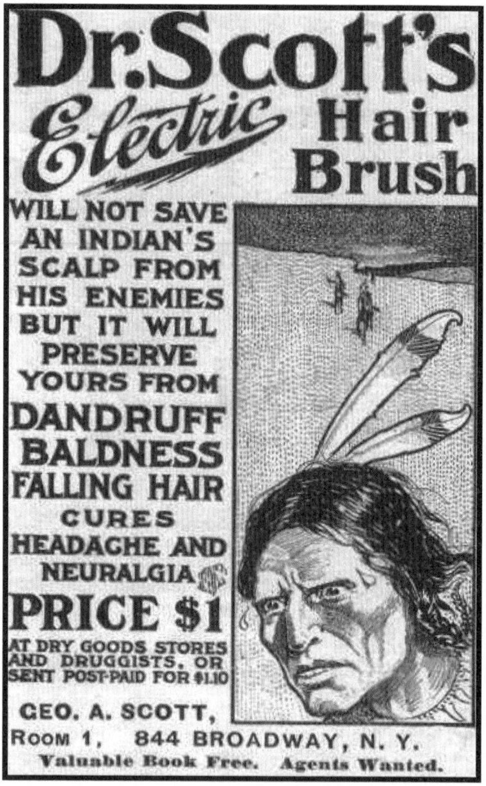
Dr. Scott's
Electric Hair Brush
WILL NOT SAVE AN INDIAN'S SCALP FROM HIS ENEMIES BUT IT WILL PRESERVE YOURS FROM
DANDRUFF
BALDNESS
FALLING HAIR
CURES HEADACHE AND NEURALGIA
PRICE $1
AT DRY GOODS STORES AND DRUGGISTS, OR SENT POST-PAID FOR $1.10
GEO. A. SCOTT,
ROOM 1, 844 BROADWAY, N. Y.
Valuable Book Free. Agents Wanted.

電梳廣告

創意工具，其天馬行空的想法即便是今日看來，也不得不佩服他們的想像力。

第一個用來生髮的發明，不得不提到十九世紀末在美國獲得的專利，由英國醫師喬治．史考特所設計的電梳（Dr. Scott's electric brush）。原先他只是於一八七二年底申請一種以「磁化鐵」做為把手的梳子，並不強調任何療效。一八八〇年左右，他將此得到專利的梳子量產，開始強調電梳的神奇功能。拜當時民智未開之賜，對於科學新產品的喜好，以及魅力無法擋的廣告，史考特大言不慚地強調他發明的梳子可以治療便祕、疲勞、風溼症、生髮，甚至連癱瘓的病人都有一定效果。

此款梳子上市後，有人反應療效沒有廣告中那麼神奇，史考特又改變了廣告宣傳的說法：強調每個人單獨使用一支梳子才會有效果，如果別人不小心使用了自己的電梳，治療效能不僅會打折扣，甚至會消失，趁勢鼓勵家中有多少人、便要買相應數量的電梳，以免破壞其效果。為了保持民眾的新鮮感，史考特還發明了電牙刷與神奇的電束腹，只是這種風潮在不到十年後漸漸退燒，民眾發現買到一堆廢物。而史考特撈了一筆之後不知所蹤，當然也談不上任何賠償的問題。

如果讀者以為這種宣稱刷幾下就可以生髮的產品已經銷聲匿跡，可就錯得離譜了。在網路搜尋引擎上，以「梳子生髮」為關鍵字，還是能找到「雷射生髮梳」（Lasercomb）——這家美國工廠的梳子據稱可以「發出醫療級雷射光」，重振使用者的毛囊和再生頭髮，除了強調每次使用九十秒，每星期使用三次就能見效，是絕對不帶副作用的非侵入性生髮產品，但它所費不貲，每把梳子要價超過臺幣萬元。當然淘寶網或拍賣網站裡，可以找到比較便宜的替代品，效用呢？在我看來，它們和史考特的發明相去不遠，只是製造的公司進化到使用令人羨慕的「雷射」，一種我們知道如何產生、但無法「全面性」利用其所有效能的產物，至於用在生髮上，似乎還沒得到各國醫療機關的正式認可。

史考特的電梳式微之後，另一項革命性產品於二十世紀初投入市場。它是由美國聖路易一家名為「伊凡真空吸力帽公司」（Evans Vacuum Cap Company）所製造的生髮工具，概念是將真空吸塵器罩上頭頂。誠如操作說明的開場所言：「基本上血液輸送養分到身體所有的部位，眾所周知，運動可以增加血液流動，如果沒有血流，營養就無法抵達……」於是廣告上說：「頭皮沒有血流是造成髮根沒有營養的主因，治療禿頭就要改善這種情形，讓頭皮有適當的血流將養分帶到髮根。」

頭頂戴上這種類似吸塵器的裝置，就可以把血液「吸」到頭皮，讓失去的頭髮再生回來。這種論點現在聽起來可笑，當時卻讓很多人趨之若鶩，不過隨著時間日久，宣稱的效用露出了馬腳，消費者發現根本是騙人的，於是這家公司也被淘汰了。

雖然「伊凡真空吸力帽公司」的產品已在市面上消失了，但它的概念卻猶如鬼魅一般，依然存活在我們周遭的生髮產品裡。例如一九九〇年代開始，有家成立於加拿大的公司，發展一種名為「Neuro-Electric Scalp Stimulation」（簡稱為NESS或ETG）的產品，其原理就是利用低電壓電流刺激頭皮，使得落髮減少，甚至是新生頭髮。它的外型有如今日美容院燙髮的機器一樣。據主持的醫師尙恩・諾埃爾・古皮爾（Jean Noel Goupil）在一九九六年對四百位病患所做的研究，至少有三成患者感到明顯的進步，而其網站的參考資料上，可以看到密密麻麻的期刊發表報告，唯獨沒有看到ＦＤＡ或歐盟對它能減少落髮，甚至是生髮的認證。

髮型顯示地位與身分

這些與禿頭及其治療方式的醫療史故事之有趣，也許已經讓人笑到有些累了。我想引用皮膚科醫師彼得・帕那格塔克斯（Peter Panagotacos）的話做結論。他在美國舊金山執業超過四十年，專精於內外科禿頭治療：「最無害與美觀的『治禿』方式是戴上一頂假髮。現今科技進步，很多假髮公司已發展出連游泳都可佩戴的產品。」雖然禿頭的朋友戴上假髮之後可能會有些不快或自悲，但帕那格塔克斯卻在所著《落髮與解答》（*Hair Loss and Answers*）中安慰大家，假髮的發明是由王公貴族開始使用之後，才變成流行的風尚。不然我們也不會看到頭髮稀疏的法王路易十四、英格蘭國王查理二世把假髮當成衣著品味的一部分；連帶英國法庭上的法官與律師，即便頭髮茂密，為了尊重自己的職業，也得在攻防時戴上特別製作、表彰身分的假髮。

帕那格塔克斯醫師所說的另一種態度，有禿頭困擾的朋友不妨依此來心理建設——世界上很多行業的「菁英分子」都不吝秀出自己的禿頭。大概是認為體內的睪丸酮分泌旺盛，才能讓自己在職場上的表現異於常人：諸如影星尤勃連納（Yul Brynme）、籃球大帝麥可・喬丹（Michael Jordan），或是《星艦迷航》（*Star Trek*）飾演船長皮卡（Picard）的影星派翠克・史都華（Patrick Stewart），都頂著令人難忘大光頭，做為「出類拔萃」的身分標記。

總之，頭髮確實是人類的「三千煩惱絲」，為了它的不正常掉落，人類已經奮戰了幾千年，近代終於找出可以治療的藥物，但仍逃不過必須付出的代價。雖然有外科醫師想出了其他的替代方式，可惜效果都沒有藥物來得好，目前仍處於萌芽的發展階段。我必須洩氣地說，為了禿頭的治療，醫師要發展出無害、有效，而且沒有副作用的方法，目前還不太可能。畢竟天下沒有白吃的午餐，更沒有萬無一失的醫療方法，不管治療的是禿頭，還是其他任何病症。

延伸閱讀

1. Zins GR. "The history of the development of minoxidil." *Clin Dermatol*. 1988 Oct-Dec: 6(4): 132-47.
2. Framingham heart study: https://www.framinghamheartstudy.org.
3. 蘇上豪（2013），《開膛史》。臺北：時報文化。
4. Lotions & potions: the history of hair loss treatments: https://hair-loss-guide.doctorfox.co.uk/the-history-of-hair-loss-treatments/
5. Hair loss treatment history: http://www.hairdoc.com/book/Chapter_05_hair_loss_answers.pdf
6. Imperato-McGinley J, Guerrero L, Gautier T, Peterson RE. "Steroid 5alpha-reductase deficiency in man: an inherited form of male pseudohermaphroditism". *Science*. 1974 Dec; 186(4170): 1213-5.
7. Propecia Lawsuit: https://www.drugwatch.com/propecia/lawsuit/

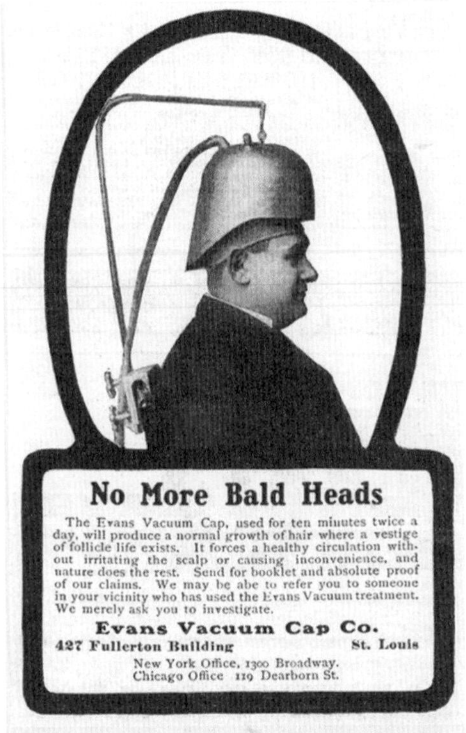
No More Bald Heads
The Evans Vacuum Cap, used for ten minutes twice a day, will produce a normal growth of hair where a vestige of follicle life exists. It forces a healthy circulation without irritating the scalp or causing inconvenience, and nature does the rest. Send for booklet and absolute proof of our claims. We may be abe to refer you to someone in your vicinity who has used the Evans Vacuum treatment. We merely ask you to investigate.
Evans Vacuum Cap Co.
427 Fullerton Building St. Louis
New York Office, 1300 Broadway.
Chicago Office 119 Dearborn St.

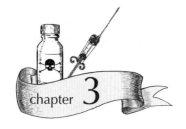

療癒魔力，始於心靈？

一七九〇年一月二十六日，莫札特（Wolfgang Amadeus Mozart）的義大利喜歌劇《女人皆如此》（*Così fan tutte*）於維也納皇宮劇院（Burgtheater）首演。現在這齣劇是北美洲最常上演歌劇第十五名，在二十世紀受不少人喜愛；然而它自十八世紀上演之後的命運，正如莫札特人生最後幾年的情形，可用「運途多舛」來形容。

當時的奧匈帝國皇帝約瑟夫二世（Joseph II）並不偏好謳歌貴族美德與鞏固皇權統治的義大利正歌劇，反而支持嘲諷人性弱點，充滿歡笑的輕鬆義大利喜歌劇。莫札特搭上了這項喜好的順風車，他與義大利著名劇作家及詩人洛倫佐．達．彭特（Lorenzo Da Ponte）合作，先後完成了著名的《費加洛婚禮》（*Le Nozze di Figaro*）、《唐．喬望尼》（*Don Giovanni*），而《女人皆如此》為第三部，也是最後一部。可惜才演出五場，就因約瑟夫二世病況趨於嚴重，劇院暫停營運而戛然而止。同年三月二十日，約瑟夫二世不幸逝世，官方的哀悼期過後，皇宮劇院才重新開幕。不過繼任的雷奧波德二世（Leopold II）不若兄長約瑟夫二世開明，除了不喜歡義大利喜歌劇，更對莫札特不具好感，《女人皆如此》只能被打入冷宮，暫時湮沒在歷史塵埃中，直到二十世紀後，樂評家將這部戲認定是莫札特一生中「創作歌劇的經驗結晶」，它才重見天日。

麥斯默石頭與動物磁力

《女人皆如此》的男主角是兩位軍官費蘭多（Ferrando）與古烈摩（Guglielmo），某日互相炫耀其未婚妻朵拉貝拉（Dorabella）及費奧迪麗姬（Fiordiligi）有多麼忠誠，加入討論的老哲人阿方索（Don Alfonso）不以為然，和他們兩人打賭，證明女人是多麼善變，結果這兩位好勝心強烈的男人接受賭局。二人佯裝被徵召至前線，接著扮成大鬍子的阿爾巴尼亞人，分別勾引對方的未婚妻。這對姐妹花起初不為所動，最後仍分別投入對方懷抱裡，阿方索贏得賭局。最後在婚禮上，費蘭多二人現出眞面目，二對戀人吵成一團，不過最終言歸舊好，眾人也齊聲歌頌。

事實上《女人皆如此》與醫學發展也有淵源。第一幕終曲裡，假扮阿爾巴尼亞人的費蘭多與古烈摩追求姐妹花不成，不惜以服毒自盡的假戲來博取同情。女僕黛絲賓娜（Despina）化身蒙古大夫，手裡拿著一塊磁鐵，揮舞著對費蘭多二人唱著：「就是這塊磁鐵／叫做麥斯默石頭／它起源於德國／結果在法國卻十分出名。」[1]此舉是為了欺騙感情豐富的二位女主角。黛絲賓娜借助的是當時在法國

1 這段歌詞的原文如下：Questo èquel pezzo ／Di calamita; ／Pietra mesmerica, ／Ch'ebbe l'origine ／Nell'Alemagna, ／Che poi sì celebre ／Là in Francia fu.。

已聲名狼藉的麥斯默醫師（Franz Mesmer），他著名的江湖招數是藉由磁鐵引導身體內流動的「磁力流」（fluid flow）。莫札特的弦外之音，是影射麥斯默療法的浮誇不實，而且介紹磁鐵在法國很出名時，連續兩次誇張的「終止震音」（cadential trill），清楚表達莫札特對此療法不屑的態度。

《女人皆如此》並不是第一部嘲諷麥斯默的喜歌劇。早在一七八四年法國劇作家尚・巴蒂斯特・拉德（Jean-Baptiste Radet）就寫下一齣名爲《現代醫生》（*Les Docteurs Modernes*）的作品，不僅在巴黎造成轟動，而且連續演出了二十一次，幾個月後，拉德又寫另一個作品《健康的木盆》（*Baquet de Santé*）。這兩齣喜歌劇都將麥斯默描述成貪婪的江湖郎中，利用可笑的方法欺騙患者的三流醫師，就在這年，麥斯默被法王路易十六曾指派特別調查委員，調查麥斯默的治療方式是有效，抑或只是騙人的把戲？結果答案是後者，使他最後悻悻然離開巴黎，之後沒有再翻身的機會。

麥斯默一七四三年出生於名叫依格那斯（Ignanz）的小鎮，其父親是康斯坦丁主教（Prince Archbishop of Constance）的農場管理人，雖然地位不高，麥斯默卻能得到較好的教育機會，一直讀到耶穌會創辦的大學。原本麥斯默往法學方面發展，是經典法（canon law）的專家，但不知何故在二十八歲高齡決定學醫，進入了當時德語區水準最高的醫學殿堂——維也納醫學院就讀，而且於一七六六年順利畢業，其學位論文探討的是月亮及行星對於健康和疾病的影響。

如果以為麥斯默的論文屬於形而上的探討，可能就有所誤解；而且雖然他處在啟蒙時代之後，當時理性與科學思維讓人們想盡量跳脫迷信，可惜醫學發展還沒有什麼重大突破，因此麥斯默承襲之前的天文學概念，並抄襲牛頓（Isaac Newton）在《自然哲學的數學原理》（*Philosophiæ Naturalis Principia Mathematica*）中的萬有引力概念，加以提出了自己的想法，算是中規中矩之作，也為日後的治療方式找到著力點。

醫學院畢業後執業的第一年，麥斯默娶了貴族寡婦安娜・瑪麗亞・波斯（Anna Maria Von Posch），進入了人生重要的轉捩點。雖然與波斯相差十九歲，麥斯默並不在意，而且憑著妻子的財力與人際關係，麥斯默得以打入上流社會。他不僅能靠著醫師工作賺取豐厚的報酬，加上自己原有的音樂底子——彈古典鋼琴及大提琴，這些有利條件讓他成為不少音樂家的贊助者，莫札特家族也是在這時候開始與其認識與接觸。有人根據上述時間點，將莫札特在年僅十二歲（一七六八年）所寫的兩部歌劇《牧羊人與牧羊女》（*Bastien et Bastienne*）與《善意的謊言》（*La finta semplice*），穿鑿附會地說首演是在麥斯默位於蘭德大街（Landstrasse）的豪宅中，其實是美麗的誤會，因為遍尋有關紀錄，並無法印證此一說法。不過莫札特父親雷歐帕德（Leopold）寫給太太的家書中，記錄了讓麥斯默在維也納一炮而紅的神奇醫術，因病患的恢復過程令人嘖嘖稱奇。

患者名叫法蘭佐・歐斯特林（Franzl Osterlin），是麥斯默朋友的女兒。她罹患了當時棘手的「歇斯底里熱」（hysterical fever），不僅常常嘔吐、無法排尿且全身多處疼痛，厲害的時候甚至會癲癇發作，造成癱瘓而無法動彈。麥斯默一開始用當時的主流療法，如放血和反刺激療法（counter-irritation），在歐斯特林身上製造水泡，結果不僅無法緩解，症狀甚至加劇，於是麥斯默不得不嘗試其他的療法。

麥斯默想起自己的畢業論文，還有一七五〇年約翰・坎頓（John Canton）發明的人造磁鐵。由於相信人體的運行和宇宙一樣，麥斯默認為人體內也有類似的細微「體液流」。體液流像潮汐一樣運動，可以利用磁鐵導引，進而達到治病的效果。於是他利用磁鐵治療歐斯特林，同時慢慢建立起「動物磁力」學說（animal magnetism）——簡單說，就是生物體內和星體運行相同，都有一股看不見卻感受得到的吸引力，而具有相同力量的磁鐵可以當治病的媒介。

沒想到歐斯特林在麥斯默綜合多家學說的奇想下，利用磁鐵治好了多年痼疾。五年後莫札特拜訪蘭德大街，他在寫給父親的家書中提到歐斯特林成了麥斯默繼子的媳婦，不僅身體健康，還當了兩個孩子的媽，當時肚子裡正懷有第三個小孩。治癒歐斯特林的確讓麥斯默成為名醫，不僅門診患者如潮水般湧來，隔年還受到神聖羅馬帝國的巴伐利亞諸侯（Elector of Bavaria）邀請，評判神父蓋斯那

（Johann Gessner）利用宗教儀式替人驅魔治病的眞偽。

麥斯默的觀點和蓋斯那神父的南轅北轍。儘管麥斯默不認為驅魔儀式是種中古時期延伸而來的迷信，但他認為之所以治癒病人，其實是動物磁力的作用；不僅如此，他還在慕尼黑露了一手，治療一位郡政委員歐斯特沃德（Peter Von Osterwald）多年的疾患。歐斯特沃德有胃痛、疝氣和痔瘡，病症發作起來，不僅全身疼痛無法緩解，厲害時還會因雙腳麻痺而引發失明。被麥斯默治好之後，他發表聲明大大讚揚麥斯默的醫術，認為自己視力恢復不是憑空想像。麥斯默的成就還獲得奧格斯堡（Augsburg）科學委員會特別報導，肯定他努力推廣自然界之前沒被發現的神奇力量。

麥斯默除了堅信「動物磁力」的學說牢不可破外，甚至開始認為不需要磁鐵為媒介，自己就可以引發那種磁力，導引患者身上的體液流，達到治療疾病的力量。後來麥斯默治療的模式就變成和患者面對面坐下，讓彼此的膝蓋接觸。他用雙手分別抓住患者的大拇指，然後凝視患者的雙眼，說自己的磁力正透過手傳遞到對方身上。有時麥斯默可能累了，只靠手上拿著類似巫師魔杖的棒子，指著病人身上的痛苦部位傳遞磁力，進行治療。

現代人可能會覺得奇怪，麥斯默做的不是「催眠術」嗎？沒錯，英文字典的「mesmerism」翻譯成「催眠術」，與「催眠」（hypnosis）是同義詞，只是

「mesmerism」特別指的是麥斯默的催眠手法。麥斯默的年代並未將催眠用於正統醫療，因此他造成的風潮有著正反兩極的評價，連他的醫學院老師也頗不以為然，但麥斯默治好的患者不在少數，他只好隱忍不發。

後世學者據此認為麥斯默只是江湖郎中，不是正統醫師。我得先幫他伸冤——十八世紀醫學的發展依舊渾沌不明，充斥著各種似是而非的療法，即便是啓蒙時代強調的科學驗證，依然無法應用在醫學之上。也說明了接受正統醫學訓練出身的麥斯默，一開始也得利用替患者放血、製造水泡來做為治療手段，發現無法解決問題時才另闢蹊徑。我們也不得不佩服麥斯默，他博覽群籍，以成一家之言。與其說他將催眠術導入醫學治療之內，倒不如說他善用了人類至今仍無法完全解釋的「心靈力量」，他提出的學說與做法，影響日後精神醫學，甚至外科學的發展。

魔力失效

麥斯默在維也納的成功始於和權貴的婚姻，但失敗的原因也是因為一位與權貴關係良好的患者。被大家視為音樂奇才的十八歲少女帕拉蒂斯（Fraulein Paradis），是泰瑞莎皇后私人祕書的女兒。雖然眼盲，但有過人的彈琴天賦，皇后給予補助金，不僅讓她全家過著優渥生活，還能巡迴歐洲各地表演。帕拉蒂斯的視力問題已經治療多年，卻苦無進展，一七七七年初，帕拉蒂斯的父親帶著她找上了麥斯默。

此時的麥斯默已非「吳下阿蒙」。不需依靠磁鐵，僅需肢體碰觸，甚至是「揮動魔杖」，帕拉蒂斯的眼睛就在短短幾個月內恢復光明。剛開始讓病患及家屬充滿感恩，可惜視力恢復的結果讓帕拉蒂斯一家陷入恐懼之中。她竟然完全失去了音樂天分，不要說彈琴，連看譜都有障礙。擔心失去皇后年金保障的父母，拒絕讓麥斯默繼續治療女兒。最後，帕拉蒂斯在短時間內又看不見了，但她的音樂才能跟著恢復，父母親心中的大石於是落下。

帕拉蒂斯的治療結果讓維也納那些自居正統的醫師找到著力點，他們對麥斯默提出最嚴厲的批判，彷彿曾經治癒帕拉蒂斯是偽造的，逼得他黯然離開維也納，轉到法國發展。

近代醫界對於這個使盲人重獲光明的治療有諸多推論，不過都無法解釋其結果：到底帕拉蒂斯是否真的看不見？大多數醫師同意她應該是精神官能症（neurosis）的影響，或是所謂的轉化症（conversion disorder），不過僅止於推測。

對於拉德趕上潮流，創作對麥斯默冷嘲熱諷的《現代醫生》很容易理解，可是了解莫札特與麥斯默的關係之後，卻讓人有些意外；從莫札特及其家族歷年通信的文件顯示，麥斯默早在一七六七年就是莫札特的贊助人之一。莫札特利用劇作來調侃麥斯默，不免顯得有些忘恩負義，不夠厚道。但是倫敦大學學院（University College London）的心理學教授安德魯・斯特普托（Andrew Steptoe）的研究給了很好的解答。原來麥斯默從離開維也納，到一七九〇年波斯逝世為止，沒有再回過蘭德大街，莫札特在這段期間與家族通信裡，總流露出孤單與落寞，自然對麥斯默心有芥蒂。莫札特當然清楚贊助人並非麥斯默，而是他的妻子，因此在其他人利用歌劇諷刺麥斯默時，他跟著補上一刀，也是剛好而已。

麥斯默被法王路易十六下令調查之前，在法國待了將近六、七年，不僅沒有像離開維也納時那般惡名昭彰，反而經歷了一段相當鼎盛的狀況。麥斯默可以在法國另起爐灶的道理很簡單，就是「政治正確」。他首先從照顧國王兄弟的醫師下手，透過他的關係，認識皇后瑪麗・安東尼（Marie Antoinette）。這位出身維也納的皇后，秉持著「人不親土親」的原則，應該給了麥斯默不少幫助，因為歷史記載，當巴黎醫界對麥斯默無情攻擊，萌生去意的他曾接到皇后的提議，是否願意接受她提供一筆優渥的年金而留下來。

麥斯默最後決定繼續留下來。雖受到不少同業攻訐，但是他收入豐厚，並在巴黎街上執業，讓更多慕名而來的人可以得到診治。為了可以一次治療多位患者，麥斯默發明了一種名為「baquet」的木盒。這是個上端加蓋的大木盒，裡面有許多裝水的瓶瓶罐罐，號稱已被麥斯默「磁化」過了，而木盒上有從裡面伸出的鐵條，接受治療的患者圍著木盒而坐，再用同一條繩索繞著，手握著那些鐵條。

麥斯默總是穿著絲質袍子現身，口中念念有詞，揮舞手上的魔杖，同時加持所有病人，據說很多人的疼痛在這集體治療中痊癒。雖然麥斯默的治療費用昂貴，不少人仍趨之若鶩；而沒有錢接受治療的病人，據記載麥斯默大發慈悲，以自己的功力「磁化」診所外的大樹，讓窮人可以免費觸摸而得到相同效果。

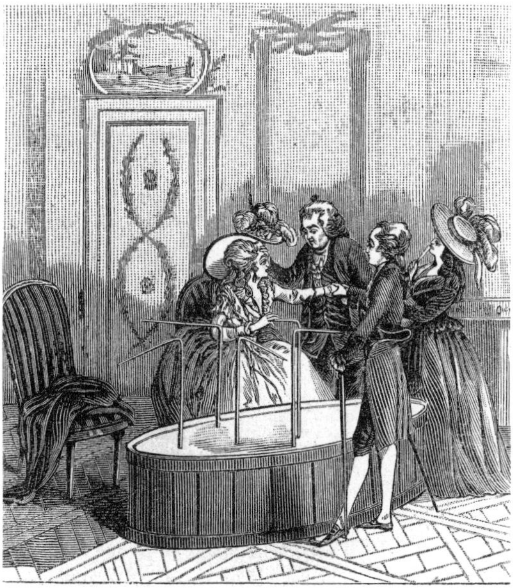

麥斯默與木盒

麥斯默在巴黎引起的正反風潮與批評可想而知，而且樹大招風，逼得法王路易十六在一七八四年下令組成了特別委員會，調查他所宣稱的療法。其中的主持人是代表美國出使法國的富蘭克林（Benjamin

Franklin）。測試所謂「磁化」能力的場所，就在富蘭克林位於巴黎的大宅第，他的孫子貝奇（Benjamin Franklin Bache）正好從日內瓦寄宿學校休假來巴黎，他的日記裡，記下很多委員們評估磁化樹、飲用水及治療患者的情形，但不管多麼努力，都沒有傳說那麼神奇，調查結果當然是不利的。

最後上呈給國王的報告表示麥斯默的療法是無效的，他的名聲自此一落千丈，雖然想找機會替自己辯解，可惜沒有轉圜的餘地。更令人匪夷所思的是，麥斯默不畏旁人的想法，同年帕拉蒂斯至巴黎巡迴表演時，他竟然買票出席她的演奏會。巴黎民眾對二人醫病關係的負面消息也有所聞。可以想像當時劇院裡，麥斯默被多少人投以輕蔑與鄙視的眼光。報告於一七八四年九月發表之後，麥斯默便失去了治療患者的舞臺，其間雖有零星的機會，但都沒有給他東山再起的條件，一八一四年時，他便因中風而過世了。

魔力的祕密——心理對生理的影響

如果以為麥斯默的影響力就此消失，可就大錯特錯。從十八世紀到十九世紀，許多人以「動物磁力」為題出版了不少專書，這種情形早在一七八四年就能被預見了。那份讓麥斯默療法沒落的調查報告中提到：「雖然所謂的磁力沒有在面前出現，但我們被兩件事的發生所震懾，即是模仿與想像。相信這是新科學研究的種子，證明了精神影響肉體的力量。」

的確如這份報告所言，麥斯默的學說雖然不見容於正統醫學論述，但是引發了「心靈力量」的探討、研究和運用，其影響層面既深且廣，超乎想像。例如「順勢療法」（Homeopathy），這是由山謬・赫尼曼（Samuel Hahnemann）於一七九六年創立的替代治療方式。雖然其大原則是「以同治同」（similia similibus curantur），但在發展學說之初，赫尼曼其實深受麥斯默的影響。

赫尼曼一七七七年正在維也納，對於麥斯默治療帕拉蒂斯的過程非常關注，受到影響的他於一七七九年發表論述[2]時，就把金雞納樹的樹皮、電療以及麥斯默的催眠術歸類在一起，視為治療神經系統疾病的重要方式。另外，赫尼曼相信生病是因有「病蔭現象」（miasm），可以反覆利用水或酒精稀釋特定物質來治療患者，而他認為「動物磁力」的效果和這些特定物質相同，符合「以同治同」的治療原則。他著名的治療指導原則《工具論》（*Organon*）第三版裡，特別討論了

2 赫尼曼於一七七九年在德國愛爾郎根市（Erlangen）發表著名的論文，原文名稱為 Conspectus adfectuum Spasmodicorum aetiologicus et therapeuticus。

麥斯默使用的催眠術，認為透過它可以將治療病人的力量傳輸過去，尤其是治療者的觸摸，能把患者身上不當聚集的能量平衡、歸位。順勢療法發展到現在，正反雙方的拉鋸戰始終持續著，而療法也與時俱進，修改了很多次，如今歐洲還有不少國家如瑞士、比利時，甚至美國，都將它列入健保給付項目之一，認為是替代治療重要的一環。

雖然沒有人會說麥斯默是一位精神科醫師，但是他對精神醫學發展也有影響力。一七八四年，法國貴族皮傑格（Marquis de Puységur）向兄弟安托萬・亞森特（Antoine-Hyacinthe）學到麥斯默的催眠手法，為農夫維多・瑞斯（Victor Race）治病。瑞斯很快進入類似睡眠的狀態，但還可以和皮傑格對話，並對其指示產生反應。神奇的是瑞斯清醒後卻記不得發生了什麼事。這很接近現代人對於「催眠術」的印象，而皮傑格把瑞斯的恍惚狀態稱為「清醒的恍惚」（lucid trance），而把催眠的過程叫做「人造夢遊」（artificial somnambulism）。

後來皮傑格成立專門機構來訓練人們使用「動物磁力」，法國革命終止後，麥斯默的催眠手法才被廣為流傳。這位一生以麥斯默的學生與信徒自居的貴族，沒有像麥斯默那般好大喜功，因此逐漸被後代遺忘，直到一八八四年他的著作被諾貝爾生理及醫學獎得主查爾斯・瑞奇（Charles Richet）發現後，大家才認為皮傑格是現代催眠之父。

當代催眠術

這裡強調的是，「mesmerism」僅限於指涉麥斯默的催眠手法；現今的催眠是一八三四年由英國外科醫師詹姆士・布萊德（James Braid）所創，他發現患者只要凝視著一個發亮的物體如水晶或懷錶，就可以進入恍神的狀態。布萊德相信上述狀況包含一些神經生理歷程，而且對一些非器質性症狀（如頭痛、皮膚症狀）相當有用；他也認為只要單一刺激（如一個字或一個問題）就足以催眠病患，但始終沒有人能提出讓每個人都信服的道理。

十九世紀中葉後，各種以催眠為治療的手法紛紛出籠，而對於催眠本身的解釋，可以說是百花齊放。例如法國的南西學校（Nancy School）主持人希波萊特・伯恩罕（Hippolyte Bernheim），主張催眠是一種特殊的睡眠狀態，在那狀態中的個案注意力會專注在催眠師給予的暗示上，因此，他強調催眠是一種心理自然的過程。

與伯恩罕同時期，巴黎薩佩提醫院（Salpêtriére Hospital）的神經學醫師尚・馬丁・查可（Jean-Martin Charcot），他雖和伯恩罕一起研究催眠，可是二人的理論不同，因此起了爭執。他用催眠來治療歇斯底里的病患，進而推論它是一種被引導出的狀況，在那種狀態之下，歇斯底里病患會出現類似癲癇的現象。

說到查可，就不得不提到他的得意門生佛洛伊德（Sigmund Freud），這位創立精神分析學派的大師。他不講催眠，而提出「潛意識」（unconscious）理論，核心概念來自於所謂的第二心靈（second mind），就是是受到查可啓發。雖然不提催眠，但是佛洛伊德倫敦辦公室牆上放著一張圖，就是查可替病患催眠之後產生類癲癇的照片。難怪學者大衛・史碧格（David Spiegel）會說，佛洛伊德最後還是想重新認識催眠。

催眠與麻醉

最後談到麥斯默對於醫學發展的影響，其實和我的專業有關，那就是催眠在外科手術麻醉的運用。在乙醚還未正式導入全身麻醉的十九世紀，有不少外科醫師利用麥斯默的方法，替患者實施「無痛」的外科手術。聽起來雖然瘋狂，但確有其事，而且搞得轟轟烈烈。躬逢其盛的名作家詹姆士・克拉克（James Clarke）在一八七四年出版的《醫學界的自傳性回憶》（*Autobiographical Recollections of the Medical Profession*）中，稱它是「醫學史上最詭異的一章」（a strange chapter in the medical history）。

故事主角之一是醫師約翰・艾略森（John Elliotson）。一八一七年他從醫學院畢業後，就在倫敦知名的聖湯瑪斯醫院（St. Thomas Hospital）服務。由於醫術不錯，加上富有研究精神，沒幾年功夫便靠著不斷在醫學期刊中發表論文而甚受同業尊重。一八三四年北倫敦醫院（North London Hospital）開幕時，重金禮聘他前去任職。艾略森醉心於神經與生理學研究，常常執著於自己信奉的理念，被同事稱為「實驗先生」（Experimenter），這種精神卻在接觸麥斯默催眠，及其接續者倡導的「動物磁力」之後，無法自拔。

一八三七年，長年在法國推廣麥斯默催眠術的杜邦特（Dupotet）來到倫敦，宣傳動物磁力的概念，並號稱可據此治療癲癇患者。他在米道色絲醫院（Middlesex Hospital）試著治療幾個病人，沒有得到太多迴響，於是他找上頗負盛名的艾略森，一起治療了名叫伊莉莎白・歐克（Elizabeth Ókey）的女性。歐克深受歇斯底里的癲癇所苦，接受了多種傳統療法都沒有見效，卻在杜邦特的催眠治療後得到緩解。艾略森不只以此在醫學雜誌《針刺》（*Lancet*）發表治療經過，也將自己手上一些疑難雜症的患者，跟著用此方法診治，結果他和病人都非常滿意。

「實驗先生」艾略森不僅著迷於麥斯默的催眠術，他還在北倫敦醫院公開展示絕活，不只醫界有人支持，也得到一票藝文界好友如文學家狄更斯（Charles Dickens）、薩克萊（William Thackeray）和威爾基・柯林斯（Wilkie Collins），以及插畫家喬治・庫克香克（George Cruikshank）前去看他表演。不過並非所有同業都認同艾略森。艾略森宣稱可以透過具有磁力的鎳塊磁化任何東西，《針刺》的編輯湯馬斯・威克利（Thomas Wakley）相當不以為然。於是在一八三六年八月十六日，威克利邀請艾略森到家裡表演，同時有很多醫師在現場做見證，前面提到的作家克拉克也是座上賓。

這場測試結果，就和路易十六召集特別委員會測試麥斯默一樣，艾略森無法得到威克利的信任，讓他在《針刺》雜誌失了編輯中立的立場，痛批艾略森的治療方法是「humbug」，翻成「唬爛」可能比較妥貼，這也是一句「千古名言」的由來——一八四六年十月十六日，美國麻省總院（Massachusetts General Hospital）的約翰・柯林斯・華倫（John Collins Warren）醫師，見證牙醫師莫頓（Mortan）以乙醚做為外科麻醉時，他脫口說出「各位先生，這並不唬爛」（Gentlemen, there is no humbug.）。

受到譴責的艾略森，也因此遭到排擠，黯然離開北倫敦醫院，但他沒有失去對麥斯默催眠術的信心。一八四三年自己發行雜誌[3]，不只全心宣傳催眠術，也有其他另類醫學療法，讓相信這些療法的醫師，雖然被正統的醫學期刊排除，仍也有可以發揮的舞臺。

這份雜誌的影響力不限於歐洲，就連美洲、亞洲的醫師都深受影響，其中最有名的是在東印度服務的英國軍醫詹姆斯・艾斯戴爾（James Esdaile）。從一八四五年到一八五一年離開印度為止，艾斯戴爾在這份刊物上報告自己在印度執行了上千例利用催眠方法輔助的無痛外科手術，甚至乙醚在一八四六年導入外科手術麻醉後，艾斯戴爾還是認為乙醚比較適合用於催眠方法失敗的病人身上，因為他擔心乙醚的安全性。

艾斯戴爾的疑慮不是沒有道理，乙醚及後來的氯仿在導入外科手術麻醉的前幾年，確實造成不少患者死亡。為此英國還成立了幾家專用催眠術進行麻醉的醫院，不過沒有持續很長的時間，畢竟之後藥物麻醉的安全性愈來愈高，催眠方式不但耗時而且不穩定，更重要的是不見得每個人都有效。

另外，現今醫學在對照實驗中一定要加入所謂的「慰示劑」（placebo），以避免偏差。許多臨床醫學研究報告顯示，病人在不知情的狀態下，被給予沒有療效的藥丸，還有不少人會覺得有效，病情因此得到進步。不過慰示劑現象，在關於治療「痛」的研究中出現比例較高，這可以解釋為何艾斯戴爾醫師以催眠做無痛外科手術能得到成功，說明人類對疼痛耐受度的提升，可以用操作心靈的力量達成。

3 雜誌名為Zoist: A Journal of cerebral physiology and mesmerism, and their application to human welfare。

心靈的力量

一位引發探討人類心靈力量的醫師，其療法不僅可以治病，甚至可以當作無痛外科手術的應用，不要說是讀者，連身為醫師的我也是瞠目結舌、大喊驚奇。對於麥斯默，我個人是褒多於貶。因當時的醫療環境落後，充滿太多與巫術相去不遠的療法，如放血、反刺激療法，或是其他今天看起來光怪陸離、不知其所以然的理論，在我的另兩本醫學史著作《開膛史》和《暗黑醫學史》中可以讀到這些故事，所以以今日的標準來衡量麥斯默是有欠公允的。麥斯默是用功的醫師，除了醫學知識，也會參考其他人的著作，如牛頓、理查・米德（Richard Mead）以及宗教的驅魔儀式等，認為人的身體等同小宇宙，體液流及動物磁力充沛其中，從而以導引的方式替人治病，這點和中醫的「氣」有異曲同工之妙。很多患者信他這一套，讓他的診所門庭若市，不過為了蜂擁而至的患者還有龐大的利益，麥斯默創造「baquet」的脫節療法，讓他從醫師變成集體催眠的宗教家，甚至像「神」一樣的靈療者——當醫師把自己想成神祇時，不論其實力如何，永遠註定失敗。

麥斯默的啓發也讓人注意到「心靈力量」的迷人之處，其後的催眠風潮，至今雖無法登上主流醫學的大雅之堂，但是經過很多大師級醫師，諸如克拉克・赫爾（Clark Hull）和米爾頓・艾力克森（Milton Erickson）等人的努力，確實在臨床上幫助了相當多病患。在醫學之外，這種提升心靈力量的訓練與宣傳也隨處可見，例如宗教聚會或是企業管理的訓練課程，近幾年風靡世界的《祕密》（*Secret*）也不斷耳提面命：每個人都能擁有這股潛能。

「吸引力法則就是一種自然法則，和重力法則一樣公正無私。」

「愛的感覺是你所能發出最高的頻率，你所感受和發出的愛愈大，掌握的力量也愈大。」

「預先對你想要的事物表達感謝，能加速願望達成，並對宇宙發出更強大的訊號。」

太多類似的敘述，好似作者拜恩（Rhonda Byrne）在催眠我們，認為只要相信「吸引力法則」，心中想要的，自然可以由要求、相信、接收三個簡單步驟達成目的。不管認不認同拜恩，這個理論已迷死一票讀友，更有多位功成名就的人物附和，不信者不妨一讀，感受其中的氛圍。

我想利用法國催眠之父皮傑格的話，做為本文最後的註腳。他對於自己所教的「動物磁力」是這樣說的：「我相信自己身體內存在一股力量，從這個信念，驅使我的意志力操縱它。動物磁力的整個學說都包含在兩個字之中：相信和想要

（believe and want）。」

我不相信動物磁力，但「相信和想要」確實有股驅使人們完成願望的魔力。其他的不說，至少我是秉持這個信念，才能寫出這篇文章和讀者分享。

延伸閱讀

1. 溫穎慧（2006）。莫札特《女人皆如此》中重唱的戲劇意涵與音樂刻畫。國立中山大學。高雄市。
2. 關於「反刺激療法」可參考《胖病毒、人皮書、水蛭蒐集人：醫療現場的46個震撼奇想》中的〈傷口裡的四十顆蠶豆——痛上加痛的反刺激療法〉。
3. Andrew Steptoe. “Mozart, Mesmer and ‘Cosi Fan Tutte.’” *Music & Letters*. 1986 Jul; 67(3): 248-255.
4. Makari GJ. “Franz Anton Mesmer and the Case of the Blind Pianist.” *Hosp Community Psychiatry*. 1994 Feb; 45(2):106-110.
5. Lopez CA. “Franklin and Mesmer: an encounter.” *Yale J Biol Med*. 1993 Jul-Aug; 66(4):325-331
6. Derek Forrest. “Mesmer.” *Int J Clin Exp Hypn*. 2002 Oct; 50(4): 295-308.
7. David Spiegel. “Mesmer Minus Magic: Hyponosis and Modern Medicine.” *Int J Clin Exp Hypn*. 2002 Oct; 50(4): 397-406.
8. George Rosen. “Mesmerism and Surgery: A Strange Chapter in The History of Anesthesia.” J Hist Med Allied Sci. 1946 Oct; 1(4): 527-550.

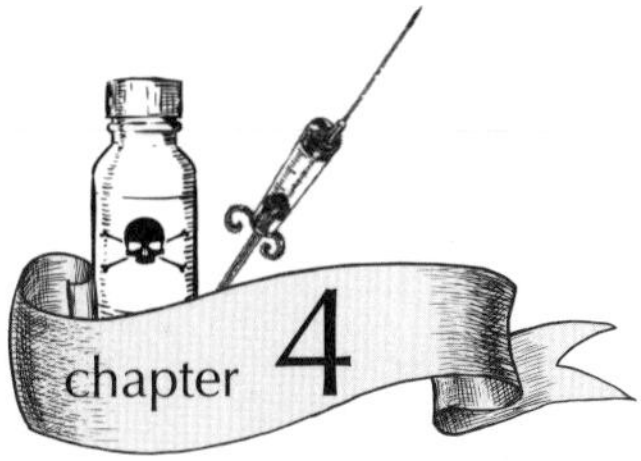

chapter 4

聖塔莫尼卡海灘的帆船

一九九七年，我完成了兩年的一般外科輪訓（在每個科別待二到三個月，學習基本的外科技能），擔任住院醫師第三年時，如願以償來到心臟血管外科，並選擇它做為終身服務的醫療志業。那時將心臟血管外科當成第一順位，是有那麼點「虛榮心」作祟。這樣說讀者們可能會不以為然，但不容否認，心臟血管外科不論是在病患的照顧，或是醫療技術的精進上，和其他外科比較，確實都讓選擇它的醫師有驕傲的理由。撇開其他的不說，光是一臺普通的開心手術都要耗去整個醫療團隊六到八小時，更遑論如果過程不順利，必須花費更多時間。心臟血管外科醫師在精神與力氣的鍛鍊，似乎有著其他外科醫師無法相比的地方。

我懷著既興奮又期待的心情加入心臟血管外科團隊，可是一開始吃足了苦頭，因為有太多「異於」一般的外科知識，除了如同內科醫師啃書本要研習與通曉，還要和那些病情如天氣般陰晴不定的患者朝夕相處，不到幾星期，我的好心情一下子沉到了谷底。我的挫折一部分來自工作負擔。心臟外科醫師不但要熟稔各種開心手術技巧，更必須在手術後掌握全局，隨時提防病患的突發狀況——最基本的功夫就是搞清楚林林總總的實驗室數據，尤其那些生命監測器上的數字，更要了然於胸，做為治療與追蹤的參考。

解決心肺功能監測難題——肺動脈導管

一開始讓我最頭痛的數字要屬出現在肺動脈導管條列出來的結果。它不但直接反映病患目前的心肺功能，也可以提供各種藥物對患者治療的效果，更厲害的是在病患的心肺功能走下坡前，面板上的數值能提早告訴醫師。我進入心臟血管外科之後不久，就當第一助手，協助資深學長替病患置放肺動脈導管。第一次看著如電線的導管被放到患者身體裡，接著停頓在肺部小動脈裡，即便是今日回想起來，依然覺得是個神聖的儀式。

我們面對的是一位六十多歲的女性，她飽受心臟衰竭之苦，反覆在家裡與病房之間移動。命運多舛的她早年罹患風溼熱，雖然存活下來，可是細菌破壞了心臟瓣膜的完整性，經年累月下終於爆發開來，她的二尖瓣與主動脈瓣必須置換才能解決問題。反覆住院、接受強心劑治療都難以達到滿意的效果，老太太放棄對抗，決定將未來的命運交到心臟血管外科醫師的手裡。

可惜她決定接受開心手術的時機並不是很好——心臟衰竭使她整個人浮腫變形，脖子青筋暴露，不要說走路，連講話或平躺都相當吃力；在加護病房住院前幾天，幾乎是坐著休息與睡覺，最後大量的利尿劑與強心針發揮了效果，讓她感覺舒服一些，可以平躺一段時間，也有胃口吃東西補充體力了。開心手術前夕，老太太的狀況依然不是很穩定，於是學長決定先替她置放肺動脈導管，一方面可以更加掌握術前與術後各項數據的變化，另一方面能讓她的雙手得到休息，它們已經因頻繁的靜脈注射而多處發炎與紅腫了。

為什麼「置放肺動脈導管」是神聖的儀式？重點在於準備工作，以及由它顯示的所有數據。

學長仔細清洗患者的頭部與胸前的皮膚，茶色的消毒水隨之塗布在將會碰觸的區域，接著老太太被層層消毒過的手術包巾覆蓋，程序上和一臺手術的標準相當。病患此時是清醒的，從她一再深呼吸，以及右頸部動脈血管的搏動情形，可以知道她相當緊張，不過學長溫柔地提醒她，打局部麻醉只會感到些微疼痛，這似乎稍稍緩和了她的情緒。

病患右頸的大靜脈順利被穿刺，學長熟練地將承載肺動脈導管的保護鞘管放定位，然後經由它，肺動脈導管就在我的幫助下準備放到病患身體裡。導管尖端有壓力與溫度的感應導線，還有一個可以充氣的小氣球，做為助手，我必須在學長命令下將它充氣或消氣，以利肺動脈導管在血管內前進或後退。

我感到非常新奇，氣球充氣後，學長就將它從病患頸部大靜脈往前推送，管子有氣球的輔助，在血流中好比帆船在河流或海洋中航行，而壓力監測器的形狀會顯示它身在何處。一開始監測器上出現的毛毛蟲形狀是右心房，接著是如同電波的寬頻圖，又叫「帳篷與標旗圖形」（dome-and-dart），表示它已抵達右心室，接著屬於肺動脈的鋸齒狀波形會出現，最後氣球會因頂住了某條微小的肺動脈，跑出了類似右心房的毛毛蟲圖形，此時測得壓力的大小，我們稱為肺動脈楔形壓（pulmonary capillary wedge pressure, PCWP）。ＰＣＷＰ是很重要的數據。取得之後，學長指示我將氣球消氣，整個處置就算大功告成，而肺動脈導管會陪著病患到手術室，甚至在術後幾天，都會是醫療團隊的重要即時參考。因為ＰＣＷＰ的取得，護理人員會為我們施行一些步驟，換算得到患者的心輸出量（cardiac output, CO）、全身血管阻力（systemic vascular resistance, SVR）和肺動脈血壓阻力（pulmonary vascular resistance, PVR）等一長串數據，這些都是可以得知患者目前心肺狀況的重要指標。

為何鉅細靡遺地寫出這段過程？其實是為了讓讀者能體會到我的挫折來源。上述數據不要說是一般人不懂，對非從事心臟專科的醫師而言也相當難以親近，更不用說是剛進入這個領域的菜鳥醫師。

肺動脈導管不只是監測，也可以負責靜脈滴注強心劑，有雙層功能，才能在照護重症患者時扮演如此吃重的角色；導管也稱作史旺及甘斯導管（Swan-Ganz Catheter），是為了表彰它的發明人傑瑞米・史旺醫師（Jeremy Swan）以及威廉・甘斯醫師（William Ganz）。主角史旺醫師生於一九二二年的愛爾蘭，是醫師之子，雖然記載他生平的文章沒有特別說明習醫的原因，但我覺得除了家學淵源，應該也和發生在他身上的疾病很有關係。

史旺曾因罹患腦膜炎而陷入昏迷，不得不中斷學業。在抗生素不普及、其運用仍處於萌芽的階段，史旺可說是命在旦夕，此病患者大約有三成不免一死，僥倖存活的人也會有併發症。史旺的母親也是醫師，在這樣的情況下，她大膽地給予兒子剛問世不久的抗生素磺胺基藥物（sulfa drug）「百多浪昔」（Prontosil），結果歪打正著，竟然治好史旺的病。

一九三二年，德國細菌學家多馬克（Paul Domagk）測試了一種染劑改造的殺菌藥，發現似乎可以治療人類傷口及全身細菌感染。還來不及測試之前，他的女兒因手臂感染而有截肢的可能，於是多馬克將它用於治療女兒的手臂，幸運地藥到病除，而此藥就是百多浪昔。多馬克於一九三五年將治療女兒的經驗發表於醫學期刊，使得磺胺類抗生素比盤尼西林更早使用於人體的細菌感染，而史旺的母親為了兒子也姑且一試，和多馬克一樣救了自己孩子一命。

以現今的眼光來看，多馬克和史旺的母親是相當勇敢的，因為施予抗生素除了劑量很關鍵，還必須對症下藥——意即抗生素要用在對它有效的細菌上，就是今日醫師給予患者抗生素前所依據的「敏感性試驗」。沒有用對抗生素治療，無異是讓患者暴露於另一種風險之中。很幸運地，侵犯多馬克女兒手臂與史旺腦子的細菌大概屬於同一類，才讓他們的病情獲得痊癒，只能說他們祖上積德、前世燒好香，才會有這種運氣。

從鬼門關走一遭回來的史旺，完全恢復健康，身體機能沒有受到絲毫影響。或許因對這人生難得的經驗有所體悟，讓他日後成為知名研究者。史旺在二次世界大戰期間加入英國皇家空軍，派駐在中東的伊拉克擔任兩年軍醫。原本戰事結束後想回到愛爾蘭繼承家業執業，但史旺的父親於一九四八年辭世，遂打斷了返鄉的念頭，轉而到倫敦接受亨利．巴克羅福特醫師（Henry Barcroft）指導，投入心臟血管生理的研究，人生從此有了另一番不同的面貌。

一九五一年，史旺獲得了一個重要機會。他接受了美國著名的梅約醫學中心（Mayo Clinic）研究員的職位，為的是能在著名醫學專家厄爾．伍德（Earl Wood）博士的指導下，持續投入他有興趣的心臟生理研究——史旺醉心於利用導管探討先天性心臟病理，尤其有關肺動脈高壓的患者。

史旺投入這項研究的時期，正是心臟血管生理學方法突飛猛進的年代，很多人可以利用置入右心室的導管，監測心臟的功能。上述研究風行的原因有兩個，一是聚氯乙烯（ＰＶＣ）問世，讓插入血管內的製品不再是堅硬不受控制的管路，因為ＰＶＣ在室溫下偏硬，遇到生物的血液溫度時則變柔軟，方便操作者執行，而且放置在研究動物的體內，可以持續一段時間；二是一九五四年時，學者康諾利（Connolly）的實驗證實PCWP和左心房的壓力相當，因此只要知道PCWP，便可以推敲左心室收縮的功能指數，等於掌握了整體的心肺功能情況。

上述第二點發現相當重要。長久以來，如果要知道心臟收縮的功能，必須將導管放入左心室裡監測，但這代表高壓力、高併發症和高風險，患者可能為了測知心臟功能而一命嗚呼，若量測到的右心資料可以等同於左心功能，表示醫師只要執行低壓力、低併發症與低風險的檢測即可。

雖然經由右側心臟檢查較安全，仍有一個難題要解決。醫師將導管從頸部大血管，經由右心房到右心室，最後進入肺動脈，正確抵達肺微細動脈內測得PCWP，並沒有想像中容易。除了必須靠著X光機的幫助下，不斷在心臟內前後左右找尋出路，用手的巧勁將導管置放到適當位置，雖然和左心室導管檢查相比較安全，並不代表這樣的方法容易而沒有風險！醫師可能白忙了一大段時間必須放棄，不是導管放不到位置，就是它刺激心肌引發心律不整與低血壓，造成病患狀況不穩而中止檢查。

一九七〇年，浸淫研究工作多年的史旺與研究團隊裡的甘斯，替大家解決了上述的大問題。他們設計了一種導管，將可以反覆充氣的小氣球放在導管的前端，在血管內往前進時，氣球充氣靠著血流動力（flow-directed）前進，最後將氣球卡住肺微小動脈而停止。

他的研究成果十分驚人，一百位使用這種導管接受右心壓力監測的患者，有六十%不需要X光機的幫助就可以完全成功，平均從頸部大血管穿刺放置後，三十五秒內即可達到正確的位置，大大縮減傳統置放的時間。更重要的是，柔軟的氣球阻住血管測得的壓力，比PVC管直挺挺刺入血管內、再測到壓力的方式安全許多。原本必須在特定實驗室內、以X光機輔助的處置，改為在加護病房的床邊接上生命監測儀器即可執行——可以想像史旺和甘斯所設計的管子之後便成為大流行。即便它被發明多年之後，學長在我面前示範的方法仍是同樣的標準方式。

將氣球放在導管尖端（balloon-tipped）的想法主要來自史旺。不明就裡的人也許以為史旺在某次失敗實驗的苦悶下得到「天啓」般的靈感，不過據史旺的說法，他是某次陪著小孩在聖塔莫尼卡海灘看到帆船時得到的啓發。史旺認為身體裡由頸部而來的血流，匯集到肺部的微小動脈時，就像拍打岸邊的海浪；如果導管是船，是不是有什麼東西可以當成帆的功能，帶領船靠岸？

實驗證明史旺的想法是正確的，氣球確實可以當作導管的帆，帶它到達正確的目的地。但史旺不知道的是，這張帆並非第一次在聖塔莫尼卡的海灘出現，早在十七世紀，它就隨著人類天馬行空的想像，不停啓發每一代有志研究的學者，像鎖鍊一樣相扣，雖不是很緊湊，卻探索出一條光明大道。

曾經醉心於注射實驗的建築師——克里斯多佛・雷恩

一七〇八年十月二十六日，倫敦聖保羅教堂（Saint Paul Cathedral）的監造建築師克里斯多佛・雷恩（Christopher Wren），帶領一群工人聚集在已經蓋了三十三年的建物裡，他們將替聖保羅教堂放置最後一塊石頭。雖然大教堂的石工已完成，但計畫尚未結束。這座建築剛正式宣告可以供禮拜之用，雷恩卻在這緊要關頭和新上任的主任牧師起了不小的衝突，由他主導的委員會在對雷恩的工作致謝之餘，想盡辦法將最後裝飾的主導權收回，不讓雷恩插手，而教會的力量註定雷恩只有輸的分。

即使如此，雷恩註定名留史冊，每個到倫敦的觀光客依然會為聖保羅教堂的富麗堂皇發出讚嘆。尤其爬上拉關德山丘時，蜿蜒的街道上會出現它燦爛的正面，揉合了複雜概念，把時間凝結在石塊裡；證明一六六六年遭大火重創的倫敦，如同在教堂南面袖廊上方由火中升起的鳳凰，坐在一塊石碑上，碑上寫著「我將再起」，提醒世人一六七五年破土重建聖保羅教堂的那一刻。

《倫敦崛起》（*London Rising: The Men Who Made Modern London*）裡有關建築師雷恩的部分相當精彩。雷恩或許知道自己建立的倫敦新地標很重要，日後會成為世人注目的焦點，但他肯定不曉得早年在醫學研究的狂想，替史旺的研究張開了第一面帆。

雷恩是多才多藝的科學家，不只是出色的建築師，也曾在一六五七年接下倫敦聲望極高的葛雷辛學院天文學教授（Gresham Professor of Astronomy）一職，只是更早之前，他卻醉心於人體解剖學的研究。一六五六年，二十四歲的雷恩為證明威廉・哈維（William Harvey）著作中「心血運動論」的正確性，開始坐在解剖桌前。從書中得到靈感的雷恩覺得，毒素與藥物的效果應該能證明哈維理論的眞偽。雷恩問自己：「為什麼被瘋狗咬到之後，傷口已經痊癒，但『發燒與其他可怕的症狀』卻持續著？」他的結論是毒素是透過血液感染，心臟繼而循環到身體的其他部位。受到啓發的雷恩，把紅酒與麥芽酒利用鵝毛管注入狗的靜脈裡，那隻可憐的狗兒明顯地醉倒了。為了抵銷酒精的作用，雷恩替牠注射了當時給醉酒者的催吐劑，結果狗兒立刻開始嘔吐，而且直到死亡。

雷恩不停和他人分享這項成果，自吹自擂。當時的化學家、也是日後波義耳定理的發現者勞勃・波義耳（Robert Boyle）覺得很有趣，準備了一隻大狗要雷恩證明給他看，雷恩充滿自信地用鵝毛管插進狗的靜脈裡，波義耳將看到的情形詳實記錄下來：「我們這位巧手的實驗者把一點點『鴉片』溶液注入一條被割開的靜脈裡……那東西很快地透過循環進入腦袋裡，以及身體的其他部位，快到我們剛把狗鬆綁，鴉片的毒性就發作了。」接著，那隻狗起身，開始「踉蹌與搖晃」，波義耳描述牠看起來中毒甚深，打賭說牠應該很快就會死掉，不過令人驚訝的是，那隻狗不但活了下來、還變胖了，牠因雷恩而聲名大噪，不久後被偷走而不知所終。

一六五七年，也就是威廉．哈維去世那年，雷恩接下葛雷辛學院天文學教授一職，但該職務並未轉移他在醫學實驗方面的研究，而此時合作對象已改成提摩西．克拉克醫師（Timothy Clarke）。這位研究解剖的醫師和雷恩試著用各式各樣的液體，如啤酒、乳漿、湯、紅酒和酒精等，甚至是血液來進行靜脈注射實驗，更瘋狂的是把實驗對象從動物換成人。

同年秋天，他們二人來到法國駐英大使波爾多公爵（Duke of Bordeaux）家中，公爵把一位即將被吊死的家僕交給雷恩，允許他們在他身上做靜脈注射實驗。可以預期那次實驗相當危險，雷恩為此感到慌亂不安，他們將少量催吐劑注入那位僕人的靜脈，他立刻昏倒了，看到如此嚇人的景象，雷恩與克拉克決定再也不要在人類身上嘗試「風險如此高的實驗」。此一經驗必定對雷恩影響很大，他之後再也沒有進行任何醫學實驗。

雷恩日後全心全力奉獻於倫敦的重建上，聖保羅大教堂只是其中之一，同時也是至今仍受矚目的建築，其他由他參與設計與重建的教堂還有五十三座，更不用說負責替皇室改建肯辛頓宮（Kensington Palace）及漢普敦皇宮（Hampton Court

Palace）。雷恩鍾情的領域由醫學轉成建築，美國學者里維拉（Rivera）對此不以為意。他挖出雷恩早期之所以對醫學研究如此投入，可能和他十八歲時參加了一場病人「死而復生」的有趣急救有關。

一六五〇年某天早上，住在英國巴頓突頂（Steeple Barton）的女性安・葛林（Anne Greene），被以謀殺罪送上絞刑臺。根據當時國王頒布的法令，死刑犯在死後必須被外科醫師解剖，不只是懲戒，更是種侮辱，而解剖死刑犯遺體算是對醫學貢獻最後的剩餘價值。

葛林其實是冤枉的，她被家人送到牛津的湯瑪斯・里德爵士（Thomas Read）家中幫傭，在爵士孫子的引誘下懷孕了，更不幸的是她因難產而造成胎兒死亡，只能偷偷將胎兒埋葬，最後胎兒屍體被發現，法官竟以謀殺罪判處葛林死刑，百口莫辯的她只能默默接受。

當葛林的遺體被送到外科醫師那裡，準備抬出棺木時，醫師忽然覺得她的喉嚨發出聲響，負責解剖的三位醫師威廉・佩蒂（William Patty）、湯瑪斯・威利（Thomas Willis）及雷夫・巴瑟斯特（Ralph Bathurst）決定暫停解剖，轉而施行一系列的急救措施：包含放血、按摩四肢使身體回溫，為了加強作用，還在葛林身上塗有藥草成分的熱泥糊；他們還將熱的甘露酒（cordial，也稱香甜酒，是水果發酵之後蒸餾的酒）灌進她的喉嚨，更精彩的是用灌腸器從肛門內灌進熱煙，以提高腸子的溫度。在十七世紀，上述急救措施好比今天醫界推廣的高級心臟救命術（*Advanced Cardiac Life Support, ACLS*）一樣，是每位醫師都得熟悉的程序——結果他們三人竟然把葛林救活了。

年輕的雷恩是眾多付錢進場觀看死刑犯解剖的學生之一。根據史料記載，葛林復活震懾了所有觀看的人，包括雷恩在內，葛林事件的發展自然被這群觀眾所關注，不時繼續追蹤她的狀況。據說葛林死前曾向天主誠心禱告，法官得知死而復生之事後重啓審判，最後採信嬰兒是因難產而死，不是遭到謀殺，於是改判無罪。之後葛林改嫁他人，不僅多活了十五年，又生下三個小孩。

想必雷恩的心情受到很大的啓發。隔年出版的一本小冊子《來自死而後生者的消息》（*News from the Dead*）裡面，收錄許多人因葛林復活而寫下讚嘆天主眷顧的詩歌，其中一首就出自雷恩之手。

整理此事前後經過的里維拉推測，葛林的急救過程啓發了雷恩以及其夥伴日後靜脈注射的醫療研究；而在波爾多公爵僕人身上做的實驗，差點造成一條人命的損失，或許是雷恩決定不再從事類似醫學實驗的最大因素，畢竟人命關天，醫師救人都來不及，怎能去做傷害人命的研究？

不管如何，雷恩的實驗張開了人類的第一張帆，一張以開拓靜脈注射治療疾病可能性的帆，這個靈感給了很多科學家一個模仿及改進的方向，只是後續的人不見得有雷恩悲天憫人的胸懷，做了更多瘋狂的事。尤其是在他之後不到兩年時間，英國李察・勞爾（Richard Lower）與法國丹尼斯（Denys）都用動物血直輸給人類，比雷恩的做法更瘋狂、更不知節制。

發現血壓——霍斯、泊肅葉

第二張為史旺張開的帆發生在一七三三年，這次的主角換成劍橋大學學者史蒂芬・霍斯（Stephen Hales），植物學與天文學家，以及法國學者泊肅葉（Jean-Louis-Marie Poiseuille）。霍斯早期以研究星體為主，曾以黃銅製造出行星的運動模型，雖然著名於學界，但所寫有關靜力學的文章很多人都看不懂，或許是他聰明過人。霍斯也曾醉心於花草植物的解剖，因為有人提出陽光照射可以使樹木的汁液上升，因而促成他以此做為研究重心。一七二七年，經由長期觀察累積的經驗，霍斯出版了一本《植物靜力學》（*Vegetable Statics*），誠如序言裡提到是為了「植物的自然歷史所做的研究」、是對「農藝的好奇，以及增進園藝」所做的努力。霍斯身為皇家學會（Royal Society）的一員，這些論文都在學會會議裡報告過。

基於相同的好奇心，他接著把目標轉向動物界。一七三三年他又出版了一本

《血液靜力學》（*Hemostatics*），在威廉・哈維「心血運動論」百年之後，他是第一位研究血壓的科學家，其一篇文章寫到：「十一月，我將一隻母馬橫躺，固定在地面上，牠有十四隻手的高度，而且已經十四歲了……我把牠的左腿離肚子三英寸左右的動脈割開，並塞了一支六分之一英寸的黃銅管……一支與黃銅管同樣直徑的九英尺長玻璃管固定在黃銅管上，之後放開動脈血往上衝，比左心室同一平面高，大約八英尺……血在玻璃管內上上下下，隨每次心跳變化。」

霍斯不知道這是人類第一次看到有關血壓的現象，如果換算今日血壓的單位毫米汞柱（mmHg），這匹母馬的收縮壓有二百三十毫米汞柱之譜。可惜霍斯之後無心再做類似的實驗，因為他厭倦解剖帶來的不適感。雖然他後來也觀察動物的心臟構造，但終究是玩票性質，不若其他方面的研究成果，更可惜的是，承繼的研究要等到一百年後了。

一八二八年，以泊肅葉定律（Poisseuille's low）聞名於世的法國科學家泊肅葉，以研究血壓得到法國皇家醫學會的金牌獎（Royal Academy of Medicine）。他以碳酸鉀為抗凝血劑，再接上以水銀為媒介的壓力計，證明腸胃道小動脈的壓力和身體大動脈一樣，所以腸胃道血流的維持靠的「不是管徑大小，而是壓力」。這樣的觀點讓他得到學界肯定，也讓血壓量測至今都以毫米汞柱為單位。

霍斯與泊肅葉打開的第一張帆，告訴世人為了維持恆定與健康，人的身體有一定的血壓支持，而且可利用切開血管的方式，用汞柱來測量壓力（若用水柱就要準備十三．六倍的長度，因汞的密度比水多十三．六倍），成為日後學者描述血管內壓力的準則，大家有了共同的單位和語言。

局部麻醉、輸送細管的破天荒實驗——弗斯曼

替史旺打開第三張帆的舞臺換到德國，是以泌尿外科做為終身職志的外科醫師威那．弗斯曼（Werner Forssmann）。自泊肅葉以降，十九世紀研究心臟血管生理方興未艾，不過因為沒有適當的技術與合宜的材料當管子，如法國著名的生理學家克勞．伯納德（Claude Bernard）也只能用粗大的管子在馬身上做實驗，至於人身上除了切割血管的困難度之外，X光機還未發明，無法知道管路會往那裡跑，科學家無法也不敢在人身上做實驗。

一九二八年，弗斯曼從醫學院畢業，到埃貝爾斯瓦德（Eberswalde）一家醫院的外科服務，但是在行醫過程中感到十分難過，因為臨床診斷和死後的病理解剖經常天差地遠。例如患者有心臟瓣膜的問題，幾乎沒辦法讓醫師得知何時必須替患者做手術治療，只能慢慢看著病人死去。

每次病理解剖以後，弗斯曼都有很大的感觸，他相信一定有什麼安全的方

法，可以在不用全身麻醉，或是不影響胸腔壓力的情況下，到達心臟內部去檢查心房與心室的壓力變化，做為醫師治療的參考。他回想起就讀醫學系的二名生理學教授的研究，利用馬的內頸靜脈所做的右心室壓力實驗概念做基礎，加上他從事泌尿外科時，輸尿管檢查所用的細小管子為媒介，提供了重要的靈感。他想在受測者接受局部麻醉下，把上述管子由肘部的靜脈送到右心房內。

這個方法在當時可說是破天荒的概念，因此即使弗斯曼願意成為該方法的第一位受測者，他的長官史奈德（Richard Schneider）還是不同意，不希望他受到任何傷害。可惜弗斯曼心意已決，不顧任何風險與反對意見，決定偷偷實現自己的想法。

首先，弗斯曼不知對手術室管理器械的護理師迪岑（Gerda Ditzen）灌了什麼迷湯，她不只同意偷偷出借可用的工具及用品，還願意當第一次實驗的受測者。一九二九年夏日某天，迪岑平躺在手術檯上，雙手被綁住，弗斯曼在她的左手肘上注射局部麻醉，也替自己左手肘注射同樣的藥物。之後用刀切開自己的皮膚，找到靜脈之後，把輸尿管檢查用的導管插入，並往心臟方向推送了三十公分左右，再用敷料將傷口與導管暫時固定，這時他才替迪岑鬆綁——弗斯曼根本沒打算讓迪岑當試驗者。

身上插著導管的弗斯曼和迪岑一起到放射科，另一位護理師替他做了X光透視，弗斯曼同事試圖阻止這個瘋狂實驗的進行，但被弗斯曼制止。X光透視結果發現導管不在心臟內，弗斯曼又將它往心臟方向推了三十公分，最後結果終於到達了弗斯曼的要求。他照了張X光片存證。

弗斯曼將X光片給史納德看，說明這一類實驗的安全性。史納德同意了他的觀點，之後弗斯曼便投稿醫學期刊，很快被接受。弗斯曼再利用自己做了九次心臟內導管檢查，也加上顯影劑做了更多實驗，但日後沒有繼續往這個方向前進，反而選擇了以泌尿外科做為最終的職業。

一九五六年，弗斯曼與另兩位學者李察斯（Dickinson Richards）及寇納（Andrew Cournand）共同獲得諾貝爾醫學獎，以表彰他們在心臟循環病理學上的發現與貢獻。弗斯曼接獲得獎通知時，一度拒絕瑞典頒獎單位的訪問，他一如往常工作，連續替三個病患施行腎臟手術之後，才在開刀房接受醫院高層的祝賀。

弗斯曼打開的第三張帆，明白告訴世人心臟內的導管檢查可以在很簡單與安全的環境之下達到目標，不必勞師動眾替病患麻醉、切開頸部找到大血管再施行。二戰之後，接受弗斯曼實驗啓發的學者紛紛成立心臟血管生理檢查的實驗室，到了史旺醫師的年代，不需要切割血管，在局部麻醉下直接穿刺病人的靜脈或動脈，就可以擺上心臟檢查或治療的導管，和我在一九九七年看到學長所做的一樣，病人雖不會很舒適，但安全性不可同日而語。

為醫師引航的一面帆

二〇〇九年，我接受醫院指派前去美國南卡羅萊納州的東卡羅萊納心臟研究中心（East Carolina Heart Institute）接受機器人手臂的訓練，因要轉機兩次，陪同前去的廠商代表，貼心地讓我們在洛杉磯轉機時停留時間久一些，還帶著大家去著名的聖塔莫尼卡海灘。

我懷著興奮的心情，想去看看史旺口中的帆船，但必須承認在碧海藍天、遊人如織的海灘，穿著比基尼、四處閒逛的辣妹比較吸引我的目光。不過我仍努力搜尋海面上可能出現的帆船，看看是否能像史旺一樣，在人生的習題裡得到什麼靈感或啓發，帶我往另一段更不凡的人生前進。

不知怎麼搞的，那天下午風平浪靜，整個海面上看不到任何一艘帆船的影子，閒逛之後，才在附近的碼頭看到靠港休息的帆船。我有些失望，沒有看到它們乘風破浪，就像「肺動脈導管」前端的氣球，順著血流從右心房經過右心室，還有肺動脈，最後停在肺的微小動脈上，跑出毛毛蟲狀的壓力圖形。

史旺和前輩科學家一樣，能夠因對細節的觀察，給予大家想破頭卻找不到解答的難題尋覓更開闊的道路，或像坐在蘋果樹下被打到頭的牛頓，思考出萬有引力的道理，也像美國十九世紀外科醫師克勞福德・隆恩（Crawford Long），看到參加「乙醚趴」（Ether Frolics）聚會的人摔得鼻青臉腫也不喊疼，而將現代麻醉的觀念導入了外科中。

和其他有創見的科學家一樣，史旺與甘斯所發明的肺動脈導管之後也受到不小的抨擊。一九八〇年代起，就有不少期刊登載指出，使用肺動脈導管的病患有高醫療費用與死亡率，而且有較高的併發症。看到這些只有統計數字的文章，我只能笑一笑，畢竟只看數字的學者心中那面「帆」，和我們想的不一樣。在節省成本及支出的觀念下，上述學者看到使用肺動脈導管的病人，永遠只有「賠錢貨」三個字。他們沒有看到為何這些人會使用此一昂貴且侵入性的醫材？因為屬於急重症的病患，就算不用肺動脈導管，其死亡率與醫療費用原本就相當高。

醫師心中自有一把尺，為了熟悉患者目前的狀況，以及知道治療效果，替他們插上肺動脈導管以監測心肺功能狀況，是最快又簡便的方法。但用了之後，會增加病人活命的希望嗎？我看也不見得。醫師畢竟是「人」，不會因為給病人置放了肺動脈導管而變成「神」，不過至少在治療病人時不必瞎子摸象，不用靠第六感判斷病人狀況的好壞，更不用碰運氣，給病人某些連自己都沒有把握的治療。

若以「cost-down」的概念看待肺動脈導管的治療價值，不用醫學統計，我也知道它沒什麼驚人的結果，畢竟它只能擔負監測的責任，屬於器材的範疇，不像冠狀動脈氣球擴張術、葉克膜或主動脈氣球幫浦等，給予病患實質的治療。眼裡只把錢當成主要效果的人，在茫茫人海看到的帆船會缺少宏觀的心態，他們的帆永遠只有數字導向，至於目的地在哪裡，不是他們的重要工作。如同近日林口長庚醫院急診室醫師的離職潮，導因是人事鬥爭，引發衝突的藉口是急診室不賺錢、要縮小留觀室規模。

同樣的情況放到我們的健保政策，主事者沾沾自喜以那麼低廉的價格，讓臺灣有歐美地區的醫療水準，甚至我們原先效法的德國、美國等，還派人來臺灣取經，看起來很風光，實際上是主事者駕著「撙節」的帆，壓榨著船上替他們工作的辛勤醫護人員付出青春與愛心。儘管沒有受到原有的尊敬，但天性與職責使然，八仙塵爆或臺南維冠大樓地震倒塌的急救，被一次次壓榨的醫療工作人員還是不計前嫌、義無反顧投入救人行列。

臺灣目前的醫療環境就是專業人員不受尊重，外行人領導內行，評鑑內行人的所做所為。這些外行人駕上一艘又一艘掛有「專業」兩字的帆船，一遍又一遍巡視其控制範圍，扼殺「自由思想」與「術業有專攻」的活水航路，自己不曾到過目的地，卻批判讓帆船前進的專業水手。

多希望有位領導人看到的帆如同史旺的想法一樣。史旺不見得知道那三張大帆怎麼來，也不見得知道怎麼使用，但是可以在顯而易見的前人基礎上，提出自己的方向，進而完成偉大的理想。我們的領導人不見得要事必躬親，但心中一定要有個藍圖，讓張開的帆依照既有想法，達到所有人渴望的目的地；就像史旺肺動脈導管的氣球，會一路從右心房到達肺微細血管，出現屬於全民安居樂業的ＰＣＷＰ。

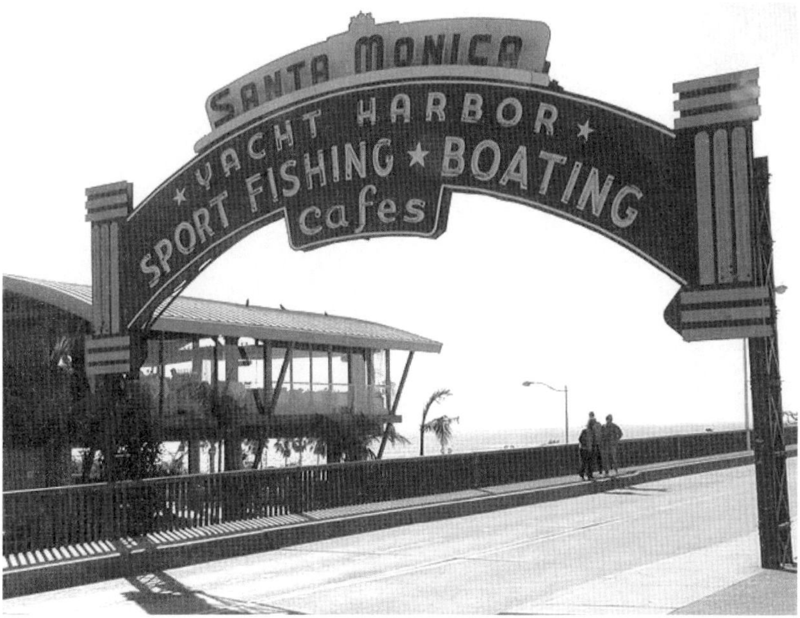

延伸閱讀

1. Nossaman BD, Sruggs BA, Nossaman VE, Murthy SN, Kadwitz PJ. "History of right heart catheterization: 100 years of experimentation and methodology development." *Cardiol Rev* 2010 Mar-Apr; 18(2): 96-101.
2. Michael Bayliss, MD, FRCPC, Jason Andrade, MD, FRCPC, Bobby Heydari, MD, FRCPC, Andrew Ignaszewski, MD, FRCPC. "Jeremy Swan and the pulmonary artery catheter: Paving the way for effective hemodynamic monitoring." *BCMJ* 2009; 51(7): 302-7.
3. Maugh II, Thomas H. "Dr. William Ganz dies at 90; cardiologist co-invented flexible balloon catheter." Los Angles Times: 2009-12-07.
4. 4. Hollis, Leo. *London Rising: The Men Who Made Modern London*. Walker & Company: 2008.
5. Tucker, Holly. Blood Work: A Tale of Medicine and Murder in the Scientific Revolution. W. W. Norton: 2012.
6. 蘇上豪（2013），〈德國的麻煩〉，《開膛史》。臺北：時報文化。

chapter 5

工殤鐳女孩

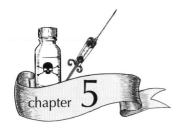

每年大型醫學會最吸引我的，除了精彩的研究報告與醫學新知，會場旁各大廠商共襄盛舉的展覽攤位，也常是我駐足流連的地方。為了讓醫師願意走進攤位衝人氣，咖啡與點心是攤位的基本配備，有時為了增加產品的印象，以簡短的問卷調查，配合精美的小物贈送更是廠商們耍心機的手段；更有甚者，一些新發明的手術器材，提供免費試用的機會——這些都是在參加會議時，除了演講廳外可以「尋寶」的地方。

可不要以為這種形式的醫學會議是近年來的產物。早在醫師們結盟、成立各式各樣醫學會之後，每隔一段時間的固定聚會，邀請廠商贊助的模式就已經開始，而且為了讓出錢的人有機會表現，醫學會議辦得像園遊會，早不是什麼新鮮事。

以現代的眼光來看，醫師參與的學術會議有其傳統，但是配合這種會議的展覽是否有相同的意義呢？我想也未必，至少美國歷史科普作家約翰・普塔克（John. F. Plak）提到的場景就不是這麼回事。

一九一五年的萬靈丹

且讓我們把時間拉回一九一五年五月十五日，這天是美國伊利諾州醫學會（Illinois State of Medical Society）在春田市（Springfield）的共濟會所舉行年會的日子。讓我們隨普塔克來到編號十八的攤位上，看看這裡有什麼令人驚豔的新玩意。

普塔克告訴我們，這個攤位是今年醫學會最炫的地方，因為它所展覽販售的商品是最熱門的東西，堪稱是當時大眾心中的「萬靈丹」——含有「鐳」（radium）成分的產品。

讀者們可能會感到匪夷所思，心臟跟著蹦蹦亂跳——難道那時的醫學是在玩命嗎？會有這個想法不能怪你，因爲一九一五年距離居禮夫人（Marie Curie）發現鐳的時間，也不過短短十七個年頭。不要說普羅大眾，就連居禮夫人及醫學界，對放射線物質的危害也還沒有概念，所以讓腦筋動得快的商人，一股腦兒就把鐳當成是養生的東西在賣，連日常生活用品都難逃它的侵入。

鐳最初被發現的時候，醫學界對它有不正常的想像，甚至出專文替它背書也不足為奇。誠如美國學者勞倫斯・貝德緒（Lawrence Badash）於一九七九年所寫的《放射線在美國：一門成長與衰退的科學》（*Radioactivity in America: Growth and Decay of a Science*）中提到：「對於鐳的驚人特性與它毫無限制的使用，已經流竄於報紙、雜誌、詩人騷客、酒保、賭場總管、護士、醫師、美國政府……胃癌。在想像中，甚至可以浸泡於摻有鐳的水之後治癒！」

回到十八號攤位上的商品。其中有一款「鐳補」（Radithor）藥水，它是紐澤

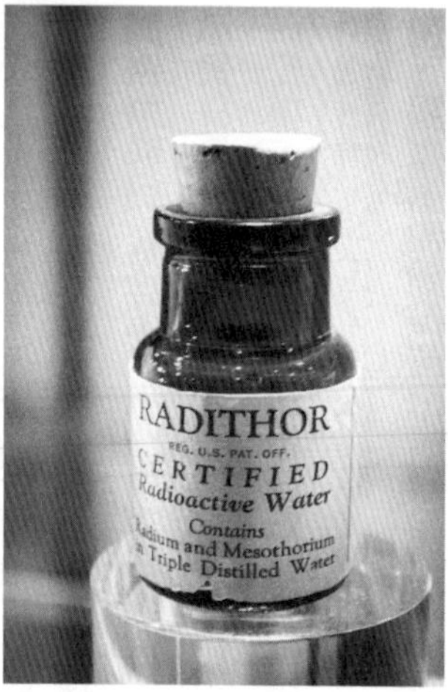

鐳補

西州貝利鐳藥廠（Bailey Radium Laboratories）的貝利博士（William J. A. Bailey）所發明的。貝利是哈佛大學的輟學生，卻含混地說明自己的出身，讓人誤以為他是醫師。貝利宣稱這種產品為「永恆的陽光」（perpetual sunshine），號稱是「治療活死人的良方」（acure for the living dead），甚至還獲得專利。

另外還有一種肛門塞劑（Vita Radium Suppositories），由科羅拉多州丹佛市一家藥廠生產。這種加入可可奶油的藥品，還在報紙上大肆宣傳說它是治療攝護腺肥大的良方，還影射可以壯陽，因為它讓你可以重振雄風（stage of come back）。

攤位上還有賣牙刷與沐浴清潔用品，所有產品的特色就是加入不同濃度的鐳，據此強調其效能，當然也可以哄抬售價。因為鐳，這些東西都變成不可多得的萬靈丹——看到這裡是否讓人寒毛直豎？在醫學會出現這些攤位不是特例，而是整個社會的縮影。因為對於放射性物質的無知，甚至崇拜，讓商人可以利用它來提振消費，自然在生活周遭的事物，被添加上鐳，便成為一種不可多得的風尚，而這些用物中最令我啼笑皆非的東西，可能是化妝品吧？不管是美國或是歐洲各國，都興盛起在化妝品中添加鐳，無論粉底、唇膏、保養品都有，甚至夜霜、眼霜也逃不過它的魔掌。

其中有家法國公司的操作手段令我覺得它的生意頭腦和現在的某些宣傳方法沒有兩樣，其著名商品是「Tho-Radia」。這間公司號稱由藥師亞力克斯・慕塞爾利（Alexis Moussali）以及醫師阿爾弗雷德・居禮（Alfred Curie）所創立。歷史學家懷疑根本沒有什麼阿爾弗雷德・居禮這位醫師，他的存在只是為了附和鐳的發明人居禮夫婦，利用和他們同姓氏的關係，讓人們誤認他可能也是居禮家族的一員，尤其該公司廣告又極具說服力，打的是由「美麗的科學方法」（Méthod Scientific de Beauté）所製造，彷彿是醫師與

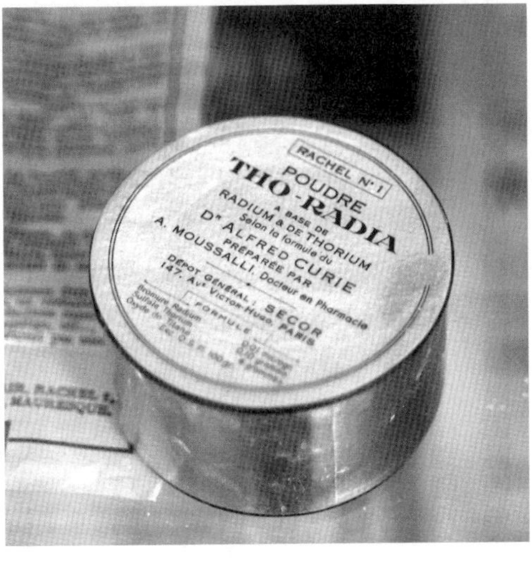

Tho-Radia

藥師聯手打造的終極產品。

以上將鐳加入日常生活產品的例子，大抵是商人由於對鐳的無知所衍生的不實廣告而已，並不能據此替他們冠上「害人不淺」的帽子。但是底下的故事，就不能不說是惡意的傷害了，因為「唯利是圖」已無法形容其居心不良，以及對於員工生命漠視的殘忍，它就是發生在美國一九二〇年代的「鐳女孩」（Radium Girl）事件。

為燦爛年華蒙上陰影的「Undark」

一九二二年紐澤西的銀行員葛瑞斯・芙拉爾（Grace Fryer）發現一件很奇怪的事，她擤出的鼻涕竟然會在昏暗的室內發光，沒多久，更詭異的事情發生了，芙拉爾的下頷莫名其妙腫了起來，於是她向一位牙醫師求助。

牙醫師以當時開始使用於醫學常規檢查的X光機檢查，發現芙拉爾的下頷骨已有腐蝕的現象，裡面呈現「蜂巢狀的空洞」，就像老鼠咬過的起司模樣，這在當時是前所未見的病徵，透過很多檢查與治療，醫師仍是束手無策，可怕的是類似的女性病例也慢慢在紐澤西出現，每位患者都和芙拉爾狀況類似，下頷骨都有所謂的「蝕骨」現象。沒有人可以找出合理的解釋，唯一的共通點就是這些女性都曾在美國鐳公司（U.S. Radium Corporation）工作，替夜光錶「Undark」的錶面塗上含有鐳的染料。

一次世界大戰後，美國鐳公司因為夜光錶而大發利市。用於此錶的染料得自當時的工程師與發明家，同時也是愛迪生（Thomas Edison）的重要助手——漢姆（William Joseph Hammer）。他在一九〇二年拜訪居禮夫婦，得到一個鐳錠做為紀念品。漢姆深深被它藍綠色的光澤所吸引，而為了能讓手中的鐳錠能有更大的亮度，他做了很多研究，終於找到了硫化鋅這個化合物——有了它以及黏膠的組合，漢姆因此發明了夜光塗料。

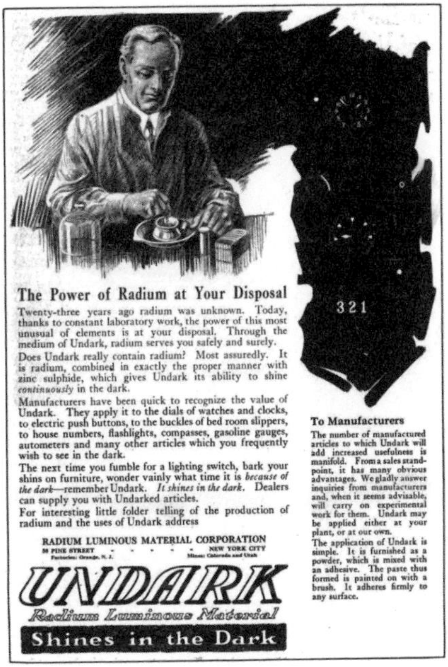

Undark廣告

夜光塗料讓美國鐳公司得到國家訂單，為那時的砲兵部隊生產了

「Undark」夜光腕錶，這種塗料也可以讓士官在夜間看到各種武器的標示，增加了安全性。於是在戰後，美國鐳公司將這種夜光腕錶做成商品販售，同時更利用塗料的特性應用在其他民生用品上，如門牌號碼、電器開關及手槍準星，甚至是洋娃娃的眼睛。

夜光腕錶銷路很好，一九一〇年代到一九二〇年代初期，美國鐳公司聘用了幾百位女性作業員替錶面做塗料的工作，因為該公司的薪水待遇不錯，在當時對女性工作市場不是很友善的美國，算是很不錯的一份工作。

當時對鐳染料的危險性並沒有透徹的了解。沾有放射性塗料的毛筆在使用時容易分岔，所以領班主管教她們用舌頭修飾筆尖。根據日後上法庭的女工們表示，每天工作時，她們都必須舔筆尖數十次以上。更可怕的是，這些女工大多是荳蔻年華的少女，為了給男友或親朋好友驚喜，甚至會在指甲及牙齒上塗滿這種含鐳的染料，天眞無邪的她們還樂此不疲，完全不知道這是種自殺行為。

美國鐳公司眞的不知道含鐳的染料有危險性嗎？其實不然，根據日後流出的資料顯示，夜光錶上市沒多久，公司高層就已知道放射性物質的可怕，除非必要，都盡量離塗料愈遠愈好；若眞的有必要接觸，則會用鉛屏風及手套來處理這種對人體有危害的東西。

或許讀者們會問，芙拉爾及其他女工的發病，難道沒有引起大眾的注意嗎？

答案當然是有，成立於一八九九年，名為「消費者聯盟」（Consumers League）的組織，就注意到這些女工不正常的死亡現象。它在紐澤西州分部的主席凱薩・威利（Kather Wiley）曾在一九二三年到一九二四年間，為四位女工的死亡告官，她們皆受雇於美國鐳。他的申訴卻被巧妙地躲過了。因當時對鐳造成的死亡沒有清楚的概念，以至於她們被認為是罹患梅毒（此病末期也會造成骨頭缺損及口腔潰瘍）而死亡，或是「白磷中毒」[1]（phosphorous poison），這是火柴工廠從業員的職業傷害，也會造成下頜骨的蝕骨現象，最後不了了之。

雖然對外宣稱女工的死亡和鐳塗料一點關係也沒有，但美國鐳公司還是私下找了哈佛大學生理學教授西塞・德潤克（Cecil Drinker）評估工廠的環境。嚴謹的德潤克做了不少觀察，甚至替工作人員做血液測試，發現他們體內被鐳汙染得相當嚴重，建議公司高層要做更好的防護措施。

財迷心竅的公司領導人亞瑟・羅德（Arthur Roeder）不但不設法改進工作環

1 十九世紀末到二十世紀初的火柴工廠作業人員，因為長期暴露於工廠中的白磷（white phosphorus），常導致頜骨疼痛及牙齦發炎。如果不處理，不僅骨頭會壞死，還會產生膿瘍，而且病變的骨頭在暗黑環境中會發出綠光，患病的人被稱為「磷骨性頜骨壞死」（phossy jaw）。

境，竟然在看到了德潤克的報告後，去掉其中不利工作環境的部分，甚至竄改結論，大言不慚地宣稱其公司的工作人員健康無虞，沒有受到鐳塗料的汙染，這份報告被送交州政府，成為美國鐳公司脫身的重要文件。

德潤克事後知道了羅德的作為，本想檢舉他，但礙於簽署了保護條款，而且羅德以訴訟為要脅。忌憚於他的政經勢力，德潤克只得悶不出聲以求自保。

整件事直到一九二五年開始有了微妙的變化。由於芙拉爾的病況愈趨惡化，終於有牙醫師看到她的X光片，認為她的病況和美國鐳公司脫不了關係。為了怕事態擴大，在哥倫比亞大學服務、號稱是這方面專家的佛若德瑞克・福臨（Frederick Flynn）被請來診治芙拉爾，另一位號稱有醫學常識的前同事也陪同在側。結果福臨的報告是睜眼說瞎話，竟然說芙拉爾的身體好得很，根本沒有啥問題。事後芙拉爾才知道自己被唬弄了。那位號稱專家的福臨根本不是醫師，而是受薪於美國鐳公司的毒物學家；另外陪同檢查、認可其檢查正確執行的前同事，則沒有半點醫學訓練背景，之後沒多久更晉升為美國鐳公司副總裁。

所幸事情沒有一直往壞的方向走。消費者聯盟主席威利知道芙拉爾的病情後，挺身為她向美國鐳公司總裁羅德提出要求，要他為芙拉爾支付部分醫藥費。羅德不僅拒絕，還提出一些支持鐳無毒的醫學期刊羞辱威利，此舉惹毛了在威利身邊一直支持消費者聯盟的哈佛大學統計學專家艾利斯・漢彌爾頓（Alice

Hamilton）。

德潤克的報告被羅德竄改的小道消息也傳到漢彌爾頓耳中，於是她鼓起勇氣，寫了封信給德潤克的妻子凱薩琳，因為當初是他們夫妻倆一起進行檢查美國鐳公司的任務。漢彌爾頓對她動之以情、說之以理：「羅德先生並沒有給你們夫妻倆一份公平的合約。我聽說他在人前人後，都說是你丈夫給他的調查報告，才證明那些女孩的病和美國鐳公司一點也沒有關係。現在他扯得更遠，因為紐澤西的勞工局有一份你們夫妻倆寫的報告，裡面載明那些女孩身體狀況相當好，羅德先生怎麼可以用你們夫妻倆的名義發出偽造的報告呢？」

一直被唬弄與威脅的德潤克，從老婆那裡看到了這封信。他按捺不住，直接將原始調查報告提供給紐澤西勞工局，並準備將它公開發表。此時美國鐳公司恐嚇要採取法律行動，而消費者聯盟拿出一份美國內科學會近期發表的文章，認為長期暴露於鐳之中會導致骨頭壞死，藉此鼓舞及支持德潤克的決定，最後他真的在當年底將該份報告發表於醫學期刊中。

美國鐳公司沒有控告德潤克，因為羅德並不想將事情鬧大，免得引起大眾的注意。畢竟那時的醫學期刊如處在象牙塔之中，上刊不見得會成為媒體焦點，而且即使在醫師等專家及媒體之間，也會產生不同的意見。就以鐳會造成身體危害的論文發表之後，也是「信者恆信，不信者恆不信」；更可怕的是，面對研究可能造成研究者本身的危險，反而讓人有「雖千萬人吾往矣」的氣概。

法國研究者尚・阿班・貝格尼（Jean Alban Bergonié）的死訊發布後，當時《紐約世界日報》（*New York World*）做了統計，發現有將近四十位科學家和貝格尼一樣，因為鐳的相關研究而死亡，記者以「科學殉道者」（Martyrs to Science）來稱頌他們，而且寫了下面這段評論：「現今在鐳的研究和X光機使用上都有防護措施，使操作的人或病人都像是面對打字機一樣，沒有危害……研究雖造成生命的犧牲與說不出的痛苦，但這些殉道者無疑證明知識的獲得值得這樣的努力，尤其其中的發現更證明了它是最有價值的安全治療媒介。」

無怪乎當時有許多科學家抱著一個想法，認為「鐳是罹癌物而不是治療劑」的論點是深具威脅性的，它會嚴重傷害在醫療上使用鐳的好處。當時紐約醫學會主席查爾斯・諾里斯（Charles Norris）竟說那些女工是因為塗料中的黏膠或其他物質，才造成如此的病況，和鐳一點關係也沒有。

紛爭浮上檯面

專家的意見分歧，加上美國鐳公司財大氣粗，芙拉爾花了兩年時間才找到一位來自紐瓦克（Newark）的年輕律師雷蒙・貝尼（Raymond Berny），願意替她打官司。一九二七年五月，貝尼具狀控告了美國鐳公司，不久又有另外四位相同際遇的女孩加入芙拉爾，五人求償二十五萬美元，以彌補她們的醫療花費與人身痛苦。這五個人日後成為媒體報導的焦點，被暱稱為「鐳女孩」（Radium Girls）。

可惜在紐澤西州，類似的法律案件只有兩年追溯期。美國鐳公司的律師一開始就是以這個策略來規範芙拉爾等人的訴訟，畢竟她們五人離開公司都超過兩年了，但貝尼並不氣餒，他提出的主軸是美國鐳公司誤導這些女工，以至於她們無法在追溯期之內為自己的權益提出告訴。

眼看訴訟可能成案，美國鐳公司竟然打起烏賊戰術，開始對貝尼使用人格汙衊的手法，甚至不惜對貝尼的適任問題提出訴訟，阻擋他替女工們辯護的機會。美國鐳公司此舉可謂誤判情勢，忽略媒體「同情弱者」的天性，各種扒糞、八卦消息與感情充沛的新聞占據版面，其中當然有好有壞。例如《老鷹之星》（*Star Eagle*）報導一九二六年的芙拉爾並非首例，在她之前，美國鐳公司為了息事寧人，已經付給三位可能提出告訴的女工和解金一萬三千美元；另外，替女工發聲的標題寫到「瀕死女孩控訴美國鐳公司如何慢性毒殺她們」（Woman Awaiting Death Tells How Radium Poison Slowly, Painfully Kills），又或「你會替科學赴死嗎？有些人會」（Would You Die for Science? Some Would）等挑動情緒的字眼。

也有些媒體是幸災樂禍的，《紐瓦克星期日特刊》（*Newark Sunday Call*）記者竟憑空假設這些女工可能會勝訴，而且會得到鉅額賠償，可惜只有不到一年時間可花用，因此記者在街上訪問民眾：如果他們面臨相同的處境，會如何使用這筆款項？其中隨機被訪問的十位女性都異口同聲表示會開始揮霍這筆錢，若花不完的，死前再捐給慈善機構。

也有人因報導而喚起了自己的職業道德與良知。牙醫師尼夫（Joseph P. Knef）重啟了女病患艾米利亞・瑪姬（Amelia Maggie）的死因調查。

瑪姬於一九二二年死亡，死因記載為梅毒。在當時以年輕女性來說，算是一種不名譽的死因。她死前曾接受尼夫的治療，當時尼夫認為她的病症不是很單純，第一印象是想到了火柴工廠工人罹患的「Phossy Jaw」。尼夫認為瑪姬大概是某種未發現的「職業災病」（occupational disease），他因此向美國鐳公司要求了解夜光手錶塗料的成分，但是被拒絕了，尼夫因此反而更想得到解答，因為接下來他又處理了幾個類似病例，於是他向鐳的專家請教。

一九二四年，尼夫將取自一位女孩身上的壞死頜骨包，和一張未使用過的X光底片放在一起，一星期後，底片上出現骨頭的顯影，而且這塊頜骨被送到電子顯微鏡下研究，發現它有放射線物質的特性，尼夫將此發現寫成了一篇報告。一九二五年十二月五日被刊登在《美國醫學會雜誌》，但沒有得到太多人的重視。

芙拉爾對美國鐳公司提起的訴訟案提醒了尼夫，他認為自己應該負起責任，為瑪姬的死因提出交代。在家屬同意下，尼夫掘開了她的墳墓，將骨骸送交檢驗，結果驗出了大量的放射性物質，此時終於釐清死因並非是梅毒，而是和之前在美國鐳公司從事夜光錶的塗料工作有關。

尼夫的追根究柢，雖然對芙拉爾訴訟案沒有形成太大的助力，但對瑪姬及其家人是件了不得的事情，因她的兩位妹妹之後也死於相同的疾病，而她們被診斷因梅毒死亡，是令家族蒙羞的事，尼夫的努力洗刷了瑪姬姊妹們的汙名，也給予準備訴訟的芙拉爾等人一劑強心針，畢竟她們不是孤獨的一群人，只是運氣稍佳，還可以在有生之年為自己的權益奮戰，以免臨死還被冠上不名譽的死因。

誠如前面所言，有關鐳造成人身傷害正反雙方的論戰方興未艾，加上媒體扒糞似地搧風點火，芙拉爾等人一開始並未全然占上風，就連醫師也對這些女孩有令人不舒服的評論。一位名叫克蘭柏恩（E. B. Krumbhaan）的醫師寫信給律師貝尼：「你能叫那些報紙不要再報導那些女工了嗎？……我們都同意發生在這些女工身上的不好事情要被解決，但它對整個社會有不好的影響，誠如某個記者所說，這些女孩站在鏡子前都可以看到身上發出光芒。」另一位韓福瑞斯（Robert E. Humphries）也寫了一封評論給貝尼：「我確實也不喜歡壞事纏身，而且告知即將死去……這種對精神層面影響很大的事情，不用我說你也可以理解！」

面對這些冷血的信函，貝尼按捺不住情緒，回信給一位有相同觀點的醫師尤恩（James Ewing）：「我根本和那些報導的促成一點關係也沒有，我甚至勸阻他們製造大家的恐慌！」確實，報導和貝尼一點關係也沒有，這些是來自漢彌爾頓的好友——著名媒體《紐約世界報》的編輯利普曼（Walter Lippman），他一直追蹤所有事情發展的情況，給予整件事強大的助力。

鐳女孩勇敢為自己作證

不管媒體給予的幫助為何，這五個女工本身才是最具說服力的象徵。

一九二八年十一月十一日，第一次開庭讓大家覺得很心疼，這五位女工已經病入膏肓，連在庭上舉手宣誓的力氣都沒有，但芙拉爾還是力保笑容，勇敢說出自己這段時間健康上的變化，讓旁邊的民眾不禁掉淚。另一位受害者哈斯曼（Edna Hussman）談到她的生活困難更令人鼻酸：「醫療花費讓我棲身的小房子都不保了……我知道自己不久於人世，但現在每天依舊痛到無法入睡……不過我的小孩有親戚幫忙照顧，至少讓我沒有後顧之憂！」

冗長的法律攻防讓第二次開庭拖到隔年四月舉行，這五位女工幾乎是命在旦夕，這時媒體藉機訪問鐳的發現者居禮夫人，她從相關報導中得知這些訴訟，認為這些女工在美國鐳公司的工作環境沒有得到該有的保護，也坦承一旦鐳進入身體內部，沒有什麼方法可以治療它的危害，而且建議接觸鐳的工作人員都必須給予更好的防護措施。諷刺的是，居禮夫人幾年後也死於放射線危害，而她的筆記本因含有劑量很高的放射線，必須保存在特別的裝置中，避免接觸的人受到輻射傷害。

即便有媒體及大眾的關心，但美國鐳公司的辯護律師還是利用程序問題以拖待變，甚至提出因很多證人必須在夏季休假後才有空，所以第三次開庭要延到九月分才能保護他們的權益，沒想到法院竟然准了。

一直比較理性與溫和的利普曼知道了上述消息，再也無法控制心中的怒氣，在一九二八年五月十日的報紙上寫下了一篇〈五個女人注定死亡〉（Five women doomed to die）的社論，痛斥司法的荒謬。

「該死的審判滑稽劇……沒有任何理由可以延遲開庭，這些女工快死了，要是有什麼需要快速審判的案件，就只有這五個已經傷殘的女人抗爭著，為了緩解她們來日無多的微薄賠償。」

他又利用另一篇社論點名福臨和貝尼。前者昧著良心，宣稱五位女工健康無虞；後者則因訴訟策略，而不願對美國鐳公司召開記者會，並且否認五位女工的狀況和夜光塗料有關。這篇社論對這兩人發出了嚴厲的批判，全國民眾的怒火隨之被點燃，抗議書信如雪片般寄到紐澤西州的法院，逼得法官在眾怒難犯的情形下，決議將第三次開庭提前至當年六月初。

由於事件是全國矚目的焦點，連聯邦法院也罕見地主動介入調停。在六月開庭前幾天，訴訟雙方達成庭外和解，五位女工同意一萬美元的補償，以及日後每年六百美元的費用，當然還包括她們患病之後所有的醫療花費，以及訴訟和解費用。

貝尼其實不滿意上述的庭外和解，一直懷疑介入調停的法官克拉克（William Clark）對美國鐳公司有偏頗立場。他嘴上稱讚克拉克是正直有才能、致力於社會問題的法官，但此案似乎將他自己置入有利雇主的傾向。事後有人證實了此一關聯性——雖然克拉克和美國鐳公司沒有直接的聯繫，但他手中掌握不少它的股票。

雖然沒有得到全然滿意的補償，但至少這五位「鐳女孩」獲得了應有的尊嚴。和她們相比，還有更多人死得不明不白，根本沒有發聲的機會，更遑論該有的賠償。只是這些人沒有白白死去，至少在接下來的幾年，由於政治人物、媒體、民意代表和商人間不斷角力，美國政府終於在一九四九年通過立法，保障勞工的職災權益，而且時間可以延長到病症被檢查出來為止，不必擔心離職到病發之間的空窗期。

看起來勞工權益在美國有了立法的保障，可惜距離最後一位鐳女孩過世的時間也超過十五年了，若以當今的標準來看，執政者麻木不仁的態度令人無法想像。

讀者們可能以為美國商人在其國內受到法律的管制，應該有一定的職業道德與良知，但是商人的無良沒有國界，因為人性貪婪的本質讓他們可以見錢眼開，在法律有漏洞的地方做出危害勞工的事，臺灣也曾是受害者，而且人數不亞於所有鐳女孩的總和，這件令我們心痛的職災案件就發生在現今的桃園市。

臺灣 RCA 事件

一九七〇年代，美國家電第一品牌「美國無線電公司」（Radio Corporation of American, RCA），在桃園、竹北和宜蘭等地設立工廠，生產電視機映像管、錄放影機等產品。它選擇了當時桃園市中山路、文中路和富裕街之間七．二公頃土地設為總廠，一九八六年RCA被美國奇異公司併購，而一九八八年法國湯姆笙公司（Thomson Consumer Electronics, TCE）又從奇異公司取得桃園廠的產權。

不到三年，TCE發現RCA將有毒化學廢料長期就地挖井傾倒，導致廠區土壤及地下水受到嚴重汙染，於是隔年將RCA桃園廠關閉，並將土地所有權售予宏億建設，準備將此地開發成購物中心。

原本只是外商關廠離臺，原址成為臺灣新興開發區的案件，終於在一九九四年有立法委員提出檢舉ＲＣＡ，指出它違法傾倒有毒物質的工安事件。雖然政府介入調查，並在一九九八年環保署對ＴＣＥ及奇異公司施壓下，花費二億元處理土壤的整治，但員工受到有毒物質殘害的權益受損，卻一直沒有得到妥善的處理，暴露了我國職災法律的漏洞。

根據舉發的資料顯示，ＲＣＡ公司貪圖方便，在桃園廠挖井長期傾倒產品製程後的有機溶劑等毒廢料；後續在環保署委由專家調查發現，不只是土壤，連地下水質都受到多種有機氯化合物汙染，土壤雖有整治，但汙染物與地下水並不互溶，因此隨著水流緩慢擴散，造成地下水永久性汙染，無法復原。

根據臺灣多位學者研究，ＲＣＡ公司造成的毒害相當廣泛，尤其是在廠區工作的員工，因為工作時沒有良好的保護措施，員工會吸入或由皮膚接觸有機溶劑；另外，工廠勞工在廠區所喝的飲水機也是抽自地下水，可怕的是，在ＲＣＡ附近的員工宿舍，日常的洗澡、引用水源也逃不出汙染地下水的魔掌。

隨著一九九四年檢舉ＲＣＡ汙染的事件爆發以來，陸續有ＲＣＡ員工及當地居民罹癌死亡的報導。ＲＣＡ在臺灣設廠期間，雇用員工有近萬人之譜。根據二○○一年統計資料顯示，在ＲＣＡ桃園廠工作多年的員工，至少一千三百七十五位罹患包括乳癌、子宮頸癌、肝癌、大腸癌、鼻咽癌等各式惡性腫瘤，其中有二百一十六人當時已過世。

雖然政府介入調查協調，但始終無法替上述受害人討回公道。於是受害員工在一九八八年七月籌組自救會，打算對RCA公司提出求償。二〇〇一年由八十位義務律師團具狀提告，但發覺RCA的資金大多已匯出臺灣。

訴訟的波折過於冗長，在此不多做描述。直到二〇一五年四月十七日，臺北地方法院一審宣判自救會勝訴，離開始爭取自身權益的時間已經有十七年之久，而筆者寫這篇文章時，二審還在進行當中，這些受害員工的正義不知何年何月才得以伸張？

貪婪的危害

寫完「鐳女孩」及「RCA公司汙染事件」，內心的難過筆墨無法形容。無良商人不會因為普世價值的增進而改變其經營心態，做到符合最基本的法律要求，反而因訴訟模式愈趨嚴謹而以拖待變、好整以暇，和那些可能在冗長程序中、慢慢被病痛折磨到死的受害人僅存的尊嚴討價還價。

從鐳女孩的時代背景來看，所謂的「專家」在面對研究領域的新奇東西時，其無知程度和普羅大眾無異，甚至有過之而不及，不然也就不會有「科學的殉道者」——那些研究鐳而死亡的科學家。歷經了一個世紀，這種偏執的盲目其實依然充斥於社會上，雖然研究方法與認證方式有了長足的進步，不少頂著「最新」、「最好」的療法與藥品在行之有年後被下架仍時有所聞，而這些醫療方式輕則是無效騙人，重則損害健康性命。有人可以獲得賠償，有更多人卻是抑鬱以終，投訴無門，讓人覺得即使是「慈悲濟世」的醫療產業，仍不免鑄下令人不敢恭維的錯誤。

再者，人性的貪婪沒有底線，為了斂聚財富，冷血犯下錯誤的人永遠不會消失，尤其在法律導入人類的文明社會後，希望藉由道德勸說與輿論制裁產生影響力，根本是天方夜譚。畢竟只有受害的當事人腦袋清楚，至於普羅大眾對於別人爭取權益的作為，還是隔了層紗，無法感同身受，更遑論部分沒有同理心的司法人員，窮盡一切手段以阻止對不公不義的控訴，讓正義最後伸張的機會消逝。

對於司法的公平正義，我和各位一樣殷殷期盼，但可惜不是本業，只有祈禱的分，但對於醫療上的亂象，還是有可以提醒的空間：除了對行之有年、已經科學證實的老生常談不能輕忽，那些標榜著「最有效」、「無任何副作用」的療法或藥物更需小心，天下沒有白吃的午餐，我們得用理性的態度去面對。尤其那些沒有具規模的臨床測試，僅有醫療專業人員本身零星的使用經驗時，千萬不要因為內心無助而陷入盲目追求，記得前面「鐳女孩」的故事所言，對於新奇的事物，專業人員和普羅大眾一樣無知，甚至有過之而無不及。

延伸閱讀

1. Undark and Radium Girls: https://www.damninteresting.com/undark-and-the-radium-girls/
2. Radioactive Cosmetics: http://www.cosmeticsandskin.com/aba/glowing-complexion.php
3. "Mme. Curie Urges Safety from Radium." *United Press*. June 4, 1928.
4. "The Case of the Five Women." *New York World*. May 19, 1928: 23.
5. Harrison S. Martland, Philip Conlon and Joseph P. Knef. "Some Unrecognized Dangers in the Use and Handling of Radioactive Substances." *Journal of the American Medical Association*. December 5, 1925: 1669.
6. "Heroes and Martyrs of Medicine." *New York World Magazine*. May 13, 1928: 2.
7. Frederick Hoffman, "Radium (mesothorium) Necrosis."*Journal of the American Medical Association*. (September 26, 1925) : 961.

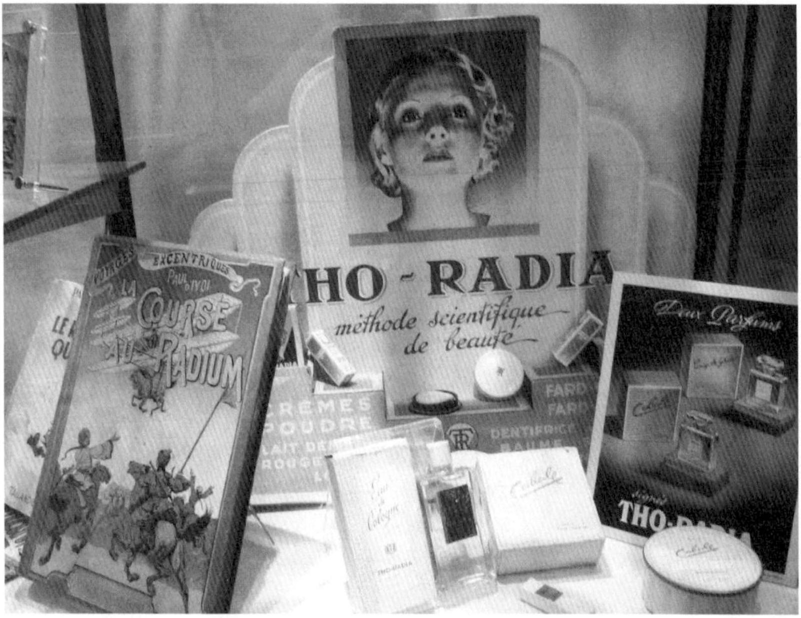
VOYAGES EXCENTRIQUES
LA COURSE AU RADIUM
HO - RADIA
méthode scientifique
de beauté
REMES
POUDRE
Deux Parfums

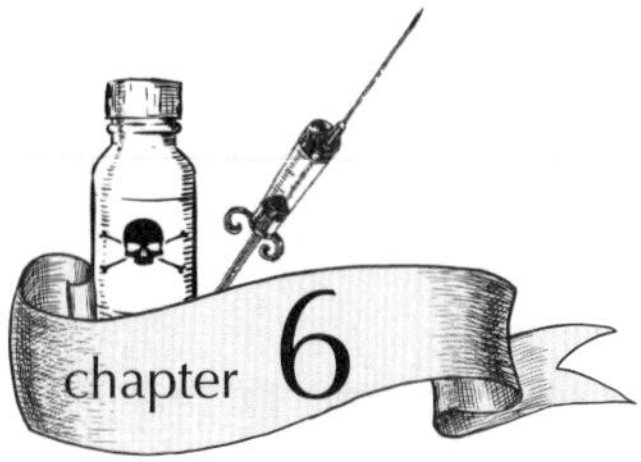

正反菸槍

二〇一六年學測國文科第十七題是這樣寫的：右圖是一則戒菸廣告，「持槍」的剪影用來類比「持菸」的手勢，意謂兩者同具危險性。下列文句「；」的前後，具有類似表意方式的選項是：（A）居廟堂之高，則憂其民；處江湖之遠，則憂其君（B）物不產於秦，可寶者多；士不產於秦，而願忠者眾（C）欲流之遠者，必浚其泉源；思國之安者，必積其德義（D）貨惡其棄於地也，不必藏於己；力惡其不出於身也，不必為己（E）松柏後凋於歲寒，雞鳴不已於風雨；彼眾昏之日，固未嘗無獨醒之人也。

命題老師引用的是國外宣導戒菸的廣告圖，前景是一隻人類的手，手指夾著一根菸品，背景是拿著手槍的剪影。簡單的構圖，將菸品帶來的危害，類比於殺人武器，希望考生於之後的五則古文中，讓考生用此概念選出「持菸等同持槍」類比表意方式的答案。

看了這個題目，我實在很佩服這位命題老師，以身作則將大考題目和當今的文化結合，「寓教於試」的心意不言自明。

現代的觀念認為吸菸是百害而無一利，不僅吸菸者容易罹患呼吸道疾病，而且不能免於肺癌的威脅，更有甚者，研究人員找出很多二手菸的成分，認為它等同於吸菸的危害，即便不抽菸，但若和抽菸的人在一起，亦無法逃過罹癌的風險。

現在雖不致於把吸菸當成是「過街老鼠，人人喊打」的行為，但至少是「避

之唯恐不及」的東西，然而這種信念的養成，是在以「證據說話」的實證科學

（evidence-based）研究興起、奮戰了好幾十年之後才有的重要觀念。

菁英、雅士最愛

回到剛剛的學測命題，若國文老師選到的作品是民初文豪徐志摩所寫的散文〈吸菸與文化〉時，想必會讓很多人捶胸頓足、罵聲不斷，因為他在裡面談到了所謂「牛津大學的祕密」：「牛津是世界上名聲壓得倒人的一個學府，牛津的祕密是它的導師制，導師制的祕密，按利卡克教授說，是『對準了他的徒弟們抽菸』。眞的在牛津或康橋地方要找一個不吸菸的學生是很難的──先生更不用提了，學會抽菸，學會沙發上怪坐法，學會半吞半吐地談話，一大半教育就夠格了。」

另外他又說：「至少我們得承認英國，就它本身說，是一個站得住的國家，英國人是有出息的民族……，我們得承認牛津和康橋至少是一個十分可羨慕的學府，它是英國文化生活的娘胎，多少偉大的政治家、學者、詩人、藝術家、科學家，是這兩個學府的產兒──菸味給熏出來的。」

看了徐志摩描述的情形是令人膽戰心驚，因此當你看到同篇文章中對自己求學生活的描述時，也就不足為奇了：「我在美國兩年，在英國也算是整整兩年，

在美國我忙的是上課聽講、寫考卷、嚼橡皮糖、看電影、賭咒；在康橋我忙的是散步、划船、騎自行車、抽菸、閒聊、吃五點鐘的茶和牛油烤餅、看閒書。」

希望我的引用不會破壞你對徐志摩的想像。我們不得不承認，當哥倫布發現新大陸，歐洲的勢力侵入美洲之後，抽菸這個美洲原住民的習慣，在往後的數百年，幾乎攻陷了全世界各地。如果把它之後對歐美民眾造成的健康危害，當作是蹂躪美洲原住民的「報應」，一點也不為過。

美洲原住民借菸草之助，移動於自然與超自然世界之間，可以和幽靈交談。不僅如此，他們還認為菸草具有止痛的功能，將宗教與醫療的功能重疊。無怪乎荷蘭醫師多東斯（Dodoens）在一五五三年所著的醫學典籍《藥草誌》，首次讓菸草植物學條目出現。菸草在歐洲大陸上慢慢讓人成癮，而且大發利市。

例如在十六世紀末，英格蘭草藥學家約翰・傑拉德（John Gerard）對菸草的藥性解釋更為精闢，他說這藥草「可以治療各種膿腫、腫瘤、頑強潰瘍、癤和諸如此類的疾病，製成藥膏或油膏使用」，因此在一五九七年之後，英格蘭每家藥房都賣這項藥品——菸不只被拿來抽，更被當成是治療疾病的利器。

當然中國人對於菸的藥理研究也不讓西方人專美於前，李時珍的《本草綱目》裡雖沒有菸草的相關紀錄，但十七世紀的杭州名醫張介賓就曾專注研究它。他發現菸草是有「純陽」的藥性，而且只要不吸食過量，菸草有助於祛痰、去瘀、暖臟、促進循環；若想消除抽菸感覺的話，他建議服冷水或糖精，這兩者皆屬性涼，可以中和菸草的純陽特性。

張介賓的著作中提醒檳榔果和菸草兩種植物都會致癮，致癮現象特別可見於南方人，但檳榔果性較溫和，較宜用來治療消化疾病，他不知道三百年之後，這兩樣東西都是各國欲除之而後快的致癌物。

這股菸草流行的浪潮中，中國也無法倖免。十七世紀初經由福建的通商口岸傳入之後，幾十年不到，不只是販夫走卒抽菸，有錢人與讀書人也逃不了它的魔掌，不只無法自拔，還發展出了替菸癮解脫的藉口，就是將菸癮解讀為雅士的表徵。所謂「抽菸之於雅士刻不能少，終身不厭」，而雅士之所以抽菸，乃是因為敏感的體質使之成為菸客，高尚雅士體認到抽菸的欲望是值得稱道的癖好，是純潔本性不願錯失的東西。

這種愛菸的文化促使了很多文學作品的問世。十七、八世紀以菸草為題的詩有數百首，例如詩人沈德潛及陳琮，後者還將自己的作品收集成《菸草譜》，今日還看得到。另外在一七七四年由陸燿寫成的《菸譜》，更是上述雅士的指南。他除了教人如何抽得有品味，詳實記錄了各種抽菸的習慣，也說「近來文雅士無一不抽菸」，「酒食可缺也，而菸不可缺」。但他的主旨是「抽菸」是個性的表現，必須表現出抽菸者特殊的地位，為此更特別列出何時應抽菸，何時忌抽菸，何時該忍住菸癮，何時可抽菸而無失禮之處——這抽菸指南不是為他們而發，而是為與他們同樣社會地位的人而發。

這種抽菸文化可比徐志摩筆下那些康橋與牛津大學的導師有禮貌多了。

無法抵擋的廣大需求

擔心菸癮造成危害的觀念並不是現在科學論證的研究後才有，只是歷史上若不是為了健康而禁菸，大抵還是統治者怕它危害經濟活動才出此策。例如一六三三年鄂圖曼帝國的蘇丹穆拉德四世（Murad IV），曾下令全國禁止生產、販售消費菸草，違者處斬，結果士兵依舊如故；另外，皇太極對於部下抽菸之凶更不高興，一六三五年他發現士兵為了買菸而賣掉武器之後，於是下令禁菸——但是上述兩人的禁令之後都被撤銷了。

皇太極的死對頭，明朝的崇禎皇帝，不滿意農民棄穀物改種菸草，深恐危及京畿糧食的供應，於是在一六三九年下旨，京城不准販賣菸草，違令者斬首處死。官方的說法是抽菸浪費時間、金錢、有害健康，但當時的文人楊士聰可不這麼認為，他根據當地人的說法，指出禁令是當權者對「雙關語」的過度反應。

當時的北京人把「抽菸」說成「喫菸」，而北京古名為「燕京」，燕與菸同音，喫菸即給人有「拿下北京城」的聯想，那正是滿人和李自成的大順軍最想做的事，因此單單是提到「菸」就會被視為內奸，在造謠生事、想要顛覆皇朝。

我想，要是崇禎皇帝知道皇太極的禁菸令比他實施還早的話，他可能不會反菸之外，搞不好會大量種植菸草，讓滿人為了菸草而不想打仗也說不定，可惜他的禁菸令只維持了三年，比皇太極撤銷得更快。

上述抽菸的流行，在工業革命之前，以當今的眼光來看，大概用量規模與影響人數有其限制，應該談不上有多「泛濫」的地步，情況直到美國人詹姆斯・愛柏特・邦沙克（James Albert Bonsack）在一八八一年時發明了自動捲菸機提高產能後（速度至少是人工手捲菸的二十倍以上）才開始改變，使得更多人可以開始使用菸草。

但是大量產能還需要有其他方法配合，在此我不得不想到還有「廣告」與「戰爭」——這兩項至今仍是世界上強權國家藉以增加其商業活動的手段，將菸草業的規模往上衝到一個令他們可以開懷大笑、爆炸性成長的消費程度。

首先談到的是廣告。一八八一年之前，菸草還無法大量生產時，它的廣告是中規中矩，除了商品的名稱之外，就只有單調的創辦人畫像、美女、公司商標或其他無關緊要的意象圖騰[1]。但是菸草進入量產之後，為了刺激消費，廣告口味

1 網站 Vintage ad browser（http://www.vintageadbrowser.com/tobacco-ads-1880s）上可以見到這些廣告。

愈來愈重，愈來愈具引誘性，而且不負責任。例如，美國菸商鴻運（Lucky Strike）的廣告就讓我頗不以為然，它寫道：「幸運之菸；福星高照，以及有益健康的保證。」

當然你更可以看到上面刺眼的大字寫著：「二萬零六百七十九位醫師說鴻運牌香菸比較不刺激喉嚨！」

我很好奇這「二萬零六百七十九」的數字是如何計算的？八成是菸草公司將醫師公會名冊上所有人加起來的結果。另外，駱駝牌（Camel）香菸也不遑多讓，廣告上大刺刺寫道：「沒有一個喉嚨不適的例子是吸駱駝牌香菸引起的……駱駝牌更有奢華的菸草。」相信上述這些誇大的廣告也是促成美國FDA成立的助力之一。

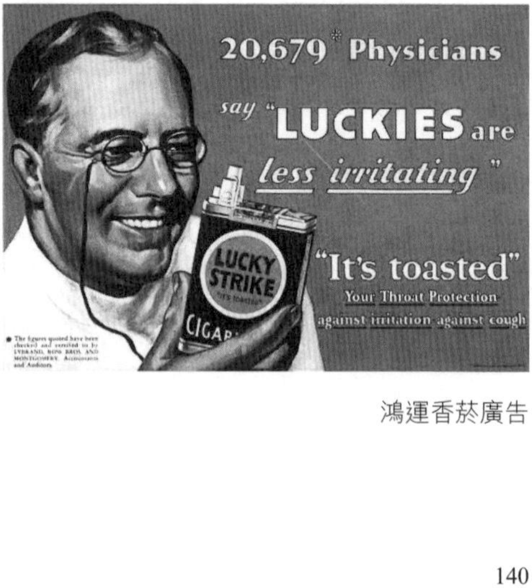
20,679* Physicians
say "LUCKIES are
less irritating"
LUCKY STRIKE
"It's toasted"
Your Throat Protection
against irritation against cough

鴻運香菸廣告

至於戰爭的影響就更不用說了，對於美國菸草業而言，第一次世界大戰是決定性的時刻，誠如一九一七年約翰・潘興將軍（General John Pershing）寫給陸軍司令的信中所說：「你問我打贏戰爭需要什麼？我的答覆是，多如子彈的香菸，香菸和口糧一樣不可或缺，我們要幾千噸的香菸，刻不容緩。」

士兵每天的香菸配給也許幫忙打贏了戰爭，但更重要的是對於那些菸草公司來說，它也創造部隊返鄉後強勁的菸品消費需求。

如果有人問，為何在部隊裡的香菸需求特別大？我不得不又回到美洲原住民的習俗裡，探討使用菸草的時機。因為那是待客之禮，對於客人表示友好，為此他們不吝奉上香菸以拉進彼此距離。不容否認，部隊的同袍之間要增進彼此的友誼，「勸菸」──不是我請你、就是你請我抽菸──是相當有效且簡單的方式，所以同樣的情形在工廠或是任何團體生活的地方，香菸是很好的社交工具。

菸草在工業化大量生產後，二十世紀初漸漸溶入現代化的經濟模式裡，更重要的是它也成為人與人交往的潤滑劑，抑或許是一種認同的標誌，所以軍人袍澤之間抽菸，導師不吝給學生二手菸，而大學生更藉著抽菸，如徐志摩所說：「一大半教育就夠格了。」

吸菸的負面影響受到重視

聰明的讀者或許會問，為什麼那麼多「害人不淺」的菸草流竄全世界各地？為什麼醫師沒有作為，不告訴人們吸菸帶來的害處、對身體機能的影響？其實答案很簡單，西方醫學的水準在十六世紀到二十世紀前，沒有長足的進步，基本的抗生素使用、營養補充、疾病預防概念……都付之闕如，更遑論對享樂的工具「抽菸」有什麼醫療上正確的建議，當然現實面上還有一個更重要的原因，那就是人類的壽命。

根據史學家推估，歐洲人十七世紀平均壽命是二十六歲，十八世紀為三十五歲，到了十九世紀也不過四十歲左右，也就是說，吸菸的人可能都還活不到菸草對他們的身體有嚴重影響的年紀，如此苦短的人生，不要說為了健康，用任何理由去勸說有菸癮的人戒除此不良習慣，恐怕也沒有人會聽。

即使研究方法不先進，人類的平均壽命不夠長，具有觀察敏銳的學者依舊對抽菸的危害提出了自己的看法，而其中就屬癌症被談得最多。

早在一七六一年，學者希爾（Hill）在使用鼻菸的患者中就發現，這些人鼻部會有惡性腫瘤組織出現；三十一年後的德國學者塞默寧（Sommering）發現，由於吸菸的工具開始以菸斗為大宗，使用它們的人唇部腫瘤的機率有逐漸上升的趨勢，而這樣的觀念在之後的百年，也逐漸廣為醫師們所接受。

前面談到工業化製菸過程，剛好搭上西方開始實證醫學探討研究的進步列車，各種規模較大的觀察或動物實驗慢慢揭露，加上在二十世紀初期人類平均壽命超過五十歲，吸菸可以造成癌症（肺癌、喉癌、口腔癌）、呼吸道疾病、周邊血管疾病、冠狀動脈會有血管硬化、消化性潰瘍在人們身上都屢見不鮮，終於喚起大家對於菸草是種危害的認知，與後續不斷爭取權益的訴訟。

在這段醫學研究開始茁壯發展的期間，世界上也有另一波「禁菸」的命令再起，只是發布這些禁令的國家並不是植基於醫學有關菸害的研究結果，而是各有不同的盤算。根據英國牛津大學的理查・道爾（Richard Doll）醫師整理的資料指出，英國是第一個在二十世紀初發出禁菸令的國家，一九〇八年起，禁止將菸品售予十六歲以下兒童。這個禁令會執行，起因於十九世紀末到二十世紀初的兩次波爾（Boer）戰爭，英國為了這個戰爭耗費了二億二千萬英磅（換算成今日幣值約二百一十三億三千萬英磅），及二萬一千餘名士兵死亡。所以在之後的檢討會議，有將領提出被徵召的兵員素質有下降的趨勢，於是「體質下降部門內委員會」在一九〇四年提出報告[2]，它認為抽菸會阻礙兒童的生長，所以才把禁菸的命令降到十六歲以下。

英國的禁菸令，主要不是為了國民身體健康，而是為了之後有品質較好的充員兵，以免帝國的全球事業在日後受到影響，理查・道爾醫師並沒有提到成效如

2 報告名為Report of the Inter-Departmental Committee on Physical Deterioration。

何，但之後的歷史顯示，日不落帝國在各殖民地節節敗退，甚至把世界強權地位慢慢移轉到美國手上。

美國在二十世紀初也有禁菸令，不過它的命令是為了搭配其全國的禁酒令，而且只有十二個州實行，但這個禁令不夠久長，隨著酒解禁，在一九二七年的堪薩斯州為所有的禁令畫下最後一個句點。

德國是個異數。一九〇四年成立了「保護不吸菸者的對抗菸草協會」（the Association Against Tobacco for the Protection of Non-smoker）。它一開始成效不彰，直到一九三〇年代希特勒所帶領國家社會黨崛起之後才見到曙光。不要以為希特勒禁菸是以完善的醫學研究做支援，同樣支持禁酒的他，為的是怕菸與酒弱化國力，因為兩者會損害德國的「種質」（germ plasm）。

「種質學說」（germ plasm theory）是由德國生物學家奧古斯特．魏斯曼（August Weismann）於一八九二年所提出，他認為多細胞的生物體可分為「種質」和「體質」兩部分，種質是親代傳遞給後代的遺傳物質，存留在生殖細胞內；種質可以發育為新個體的體質，但有一部分仍保持原來的狀態做為後代發育的基礎，體質可以透過生長和發育而形成新個體的各組織及器官，但它不能產生種質。體質在魏斯曼學說裡會隨著個體死亡而消失，只有種質才能世代傳遞。這個學說對希特勒是很好發揮的憑藉，據此他認為在雅利安人中，德國人是最優秀的民族，所以和猶太人通婚會汙染了德意志民族，必須要剷除他們，而弱化國力的菸與酒更必須禁絕。

禁菸酒美其名是為了健康，但其骨子裡卻是為了維持「白人優越主義」的重要手段，無怪乎在一九三三年起，德國的小學生課程裡就必須討論吸菸的危險，政府的宣傳小冊子裡也警告菸和酒一樣對人體害處很大。主管醫療的官員更有義務在群眾大型集會裡，不斷大聲疾呼，菸與酒是影響生殖的毒素，更是枯竭經濟的禍首。

看似雷厲風行的方法與處處有眼線的監視，希特勒並沒有得到勝利，一九三三年到二次世界大戰爆發前，德國的菸草使用量每年以十八%的速率成長，希特勒追隨了皇太極、崇禎皇帝，還有鄂圖曼帝國蘇丹穆拉德四世的後塵，看著菸草破壞德意志民族的優秀種質，最後靠戰爭造成菸草供給的減少，才使得禁菸有望。

往好處想，由於希特勒的支持，德國的學者在抽菸對於人體造成傷害的醫學研究優於其他歐美的國家，也迫使美國政府資助更多的研究，漸漸把抽菸的害處公布在醫學期刊裡，也慢慢出現在社會大眾的眼前。

上述結果帶來的風潮，在一九五〇年代後誠如狄更斯在其名著《雙城記》裡說到的一樣：「那是最美好的時代，也是最惡劣的時代，是智慧的時代，也是最愚蠢的時代！」因為在二次世界大戰之後，逐漸復甦的經濟與大量的醫學研究公諸於世，抽菸與禁菸、經濟活動與健康之間終於要攤牌了。

經濟與健康的條件交換

愈來愈多因為長期菸害損失健康的人們出現，加上消費意識高漲，終於逼著美國政府主管公共健康事務的署長路瑟・泰瑞（Luther Terry）於一九六四年七月十一日，發表了第一份該署對於抽菸與健康的報告。

他的報告以超過七千筆有關抽菸與疾病的研究論文而做成的結論，其重點有三：「一、吸菸造成男性的肺癌與咽喉癌。二、吸菸可能造成女性的肺癌。三、吸菸是造成慢性支氣管炎的原因。」報告一出，立刻變成報紙的頭條與電視新聞的常客，不需思考也能猜到它最後成為美國一九六四年最受矚目的年度新聞報導。

不過泰瑞這位位階如同國家「衛生署署長」的官員，很諷刺的是自己也是個老菸槍，而且為了盡量不要引起民眾的注意，上述報告的記者會是安排於星期六早上。而泰瑞在搭乘豪華轎車前往會場時，竟然還在途中吸著菸。助理警告他，記者會第一個問題將是有人會詢問泰瑞自己是否吸菸。泰瑞對此表達強烈不滿，認為自己吸菸與否和別人無關，結果在會中果然有記者向他提問，傲慢的泰瑞毫不猶豫地回答：「不吸菸。」可是記者還是緊接著問他：「多久沒有吸菸？」他竟也毫不隱諱地回答：「二十分鐘。」

之後的一段時間裡很多人把泰瑞當成榜樣。這點可以從一九六〇年代美國香菸銷售達到前所未有的高峰而得知。據研究顯示，當時每名成人一天大約要抽十一支香菸，而且約有四十％以上的吸菸人口一天要耗掉一包以上的香菸。

當然泰瑞的報告不是沒有貢獻，它還是促使美國國會修改了有關菸草的標示與廣告的法令，不只規定所有香菸包裝盒上必須標示警語，告知民眾抽菸的害處；聯邦通信委員會（FCC）責陳電視臺若播放香菸廣告，也必須播出強調它危險的公益宣導，但其結果可想得知一定是相當令人失望，無法阻止日益高漲的消費者意識，以及對於禁菸的要求，因此掀起一波對菸草公司的訴訟。

為了平息民怨，一九六九年美國國會通過了劃時代的《公共衛生吸菸法》（Public Health Cigarette Smoking Act），不只禁止美國所有媒體播放菸品廣告，而且之後主管機關必須對於香菸造成健康的影響做年度報告。

可惜大家不知道這是美國政府與菸草公司交換的條件，用禁止「吸菸廣告」以獲得「未來聯邦訴訟的豁免權」。

表面上看起來是反菸行動占了上風，可惜在回顧一九六〇年代之後的那段歷史，我們可以發現「最美好的時代」揭櫫的是醫學的進步，已經解決了很多之前棘手的健康問題，不止是發現抽菸對人體造成的影響，同時抗生素已經問世，降低人們因為感染而死亡的風險；另外，技術上一直無法突破的心臟外科，因為心肺機改進、人工瓣膜發明，讓開心手術的成功率大大提升；更不用談到全身麻醉、呼吸器的使用與急救系統的建立（如體外心臟按摩、心臟電擊器的加入）等，在在讓人們看到光明的未來。

而「最惡劣的時代」則是財力雄厚的公司如菸草公司等，可以利用其驚人的影響，除了將菸草「包裹糖衣式」的毒藥廣告外銷，大財團之間的併吞與合縱連橫，更對世界其他追求經濟獨立自主的國家，展開另一種「帝國主義」勢力的壓迫，把香菸當成是讓人不流血的致命武器。

因此在數十年後看待美國這些大菸商與政府對於反菸勢力的屈服，其實並不是眞正勝利，更驚人的是，《公共衛生吸菸法》大部分的內容是菸草公司提議的，重點是它們想避免訴訟，因為訴訟可能導致公司破產或解體，甚至讓執行長們鋃鐺入獄，而禁播所有的廣告，也換得反菸宣傳的終結，一九七〇年的《紐約時報》有篇評論說：「菸草業者相信，反吸菸宣導對生意造成的損失比廣告促銷的成本還顯著，兩者同時停止則會產生淨利。」一九七二年經濟學者詹姆斯・漢彌爾頓（James Hamilton）在《經濟與統計回顧期刊》（*Review of Economics and statistics*）中發表研究。這篇名為〈香菸需求、廣告、健康、恐慌和香菸廣告禁令〉的文章中，他發現美國菸草公司一九七一年比一九七〇年「廣告支出減少二十%至三十%」，而一九七一年前產值比一九七○年同期增加三十%——整個菸草業賺到了這筆以免於聯邦訴訟、而使產業收入增加三十%的橫財，它的思考策略也成為美國史隆商業學院教授大衛・麥克亞當斯（David McAdams）在教導賽局理論（game theory）的重要教材之一。

只是美國的菸草公司沒有因為如意算盤，逃過消費者利用法律訴訟來追求自己受損的利益，但由於這些菸草公司沒有一個公開承認抽菸有害健康，這些公司都抱著是為了配合政府法令，才在包裝寫上警語。所以在冗長的訴訟之中，始終沒有重大的轉折，直到一九八四年紐澤西州一位長期吸菸死亡的患者家屬對菸草公司提出的責任案，才出現改變。

上述案件抖出的幾千頁材料顯示，一些菸草公司內部其實早就知道抽菸對健康的危害，於是美國政府迫於現實開始對菸草做更多的管制，例如柯林頓（William Jefferson Clinton）總統就和菸草公司達成協議，以三千六百八十五億美元的鉅款用以治療與吸菸相關的疾病；對菸草公司雪上加霜的是，之後愈來愈多的法律訴訟都判他們敗訴，賠償的案例也愈來愈多，金額累積到令人咋舌的地步。

只是這些菸草公司受不了、關門了嗎？好像都沒有，美國政府在稅收與人民健康中有一個恐怖平衡，我相信它不可能放任金雞母就此死亡，所以把菸草公司在自己國內失去的市場，以強迫其他國家人民吸更多香菸的方法，也是不錯的獲利方式。

香菸鄉愁

臺灣的菸害防制法於一九九七年三月十九日公布，並於二〇〇七年六月十五日於立法院完成修正案，二〇〇九年一月十一日施行了聽說是世界上「最嚴苛」的菸害防制法律，為了更乾淨、不受菸害的環境而努力。國家統計資料顯示，自從調高菸捐為每包二十元後，總體吸菸人口由二〇〇八年的二十一・九％（男三十八・六％，女四・八％）降低至二〇一四年的十六・四％（男二十九・二％，女三・五％），在世界上算是很好的成績。

我的小孩參加了學測，讓我有機會看到國文題目中有意義的選項，讓身為醫師的我寫下這篇文章。表面上是我是對此一主題的關心，其實還有我對抽菸這件事的「鄉愁」。

一九八〇年代臺灣被迫開放菸品市場，一時之間在美國市場受挫的菸草公司，一股腦兒地轟炸了臺灣市場。套句共產黨人的說法：邪惡的美國帝國主義正利用其影響力來毒害臺灣。我在那時也躬逢其盛。為了化解醫學院繁重與苦悶的課業，在熬夜苦讀燃燒自己身體的小宇宙時，利用香菸做支持體力的柴火。我還記得，在我的內務櫃裡收集了超過世界上幾十個品牌的菸盒，說它是「嗜好」也不為過。我當然知道抽菸會有壞處，但抽菸的欲望並沒有因為解剖臺上的老兵大體有所減退——他的肺像是被碳粒包裝的燈籠，慘不忍睹，但課業壓力與苦悶嚇不退我的癮頭。

我的抽菸歷史在第一位小孩降臨而暫時終止，目前沒有碰菸超過二十年了，我不敢說我戒菸成功，因為一位不知名的專家曾經說過：「戒菸成功是要進了棺材才算。」目前為止我還是屬於觀察名單。問我為何戒得了菸？只能說是為了自己和家人保重身體。我的小孩因為早期破水，出生後必須住保溫箱。為了能隨傳隨到，我住在醫院裡陪著他們度過那近一星期的危險期。離開菸品的焦躁，正好取代為對妻小安危的掛心。護理人員形容我像老鷹出巡也像鬼，常常無聲無息出現在小兒加護病房，讓他們承受不少無形的壓力。

當然，我也付出了不少的代價。離開香菸讓我胖了十五公斤，直到最近幾年，才減去其中的八成，沒有辦法回到青春肉體的我。抽菸可以提高身體的基礎代謝率，只是必須以生命的存款抵付。

至於抽菸有機會禁絕嗎？我是抱著比較悲觀的看法。歷史上做此努力的領導人紛紛敗下陣來，如皇太極、崇禎皇帝、穆拉德四世及希特勒等，沒有人在這場戰爭中戰勝。面對能夠成癮的物品，人類似乎永遠無法克制自己，即使全世界合力，依然無法讓它們自地球上消失，只能被逼到陰暗的角落繼續生存著，有些人即使必須為它付出極高的代價也在所不惜，不管是金錢或健康。

不過至少我們值得慶幸，抽菸的地位已經改變，從它被美洲帶往全世界之後，影響力已逐漸萎縮，抽菸不再代表是一種「雅士」的行為，也不再是「牛津大學的祕密」，它更不值得炫耀，除了汗牛充棟的期刊與書籍指責它的不是以外，它熏不出什麼值得驕傲的文化底蘊，也註定之後這些癮君子在經濟活動裡絕對處弱勢——他們活著的時候要多繳菸捐，而且少領我們國民年金的配額——世界衛生組織（WHO）的統計，抽菸者平均壽命至少會比不抽菸者減掉十五年。

延伸閱讀

1. 徐志摩（1926），〈吸菸與文化〉。
2. 卜正民（2009），《維梅爾的帽子：揭開十七世紀全球貿易的序幕》。臺北：遠流。
3. 大衛・麥克亞當斯（2015），《賽局意識：看清情勢，先一步發掘機會點的終極思考》。臺北：天下。
4. 安格斯・迪頓（2015），《財富大逃亡：健康、財富與不平等的起源》。臺北：聯經。
5. Richard Doll. "Tobacco: A Medical History." *J Urban Health*. 1999 Sep; 76(3): 289–313.
6. Webster C. "Tobacco smoking addiction: a challenge to the National Health Service." *Br J Addict*. 1984;79: 7-16.
7. Proctor RN. "The anti-tobacco campaign of the Nazis: a little known aspect of public health in Germany 1933-45." *BMJ*. 1996; 313: 1450-1453.
8. 泰瑞的報告可在ＦＤＡ官網，或是在youtube網站中發現：https://www.youtube.com/watch?v=7EFSoJlCwqM

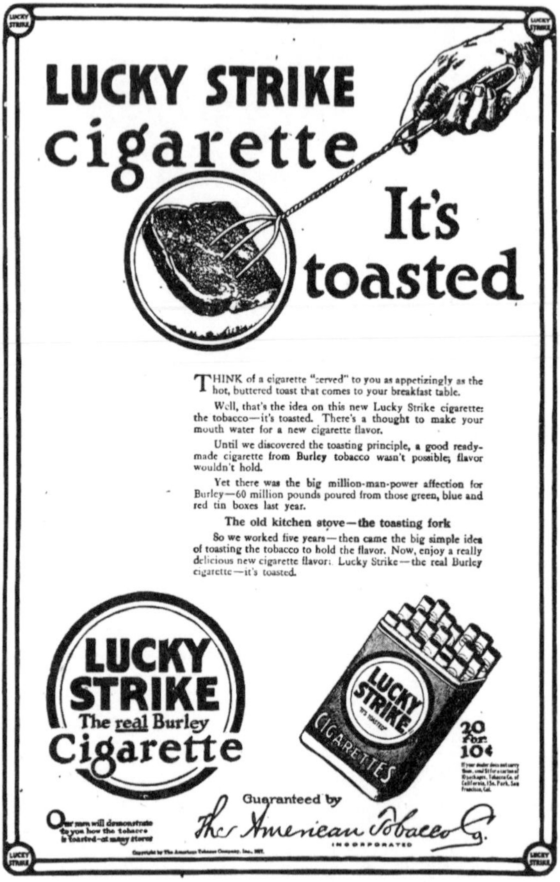
LUCKY STRIKE
cigarette
It's toasted
THINK of a cigarette "served" to you as appetizingly as the hot, buttered toast that comes to your breakfast table.
Well, that's the idea on this new Lucky Strike cigarette: the tobacco—it's toasted. There's a thought to make your mouth water for a new cigarette flavor.
Until we discovered the toasting principle, a good ready-made cigarette from Burley tobacco wasn't possible; flavor wouldn't hold.
Yet there was the big million-man-power affection for Burley—60 million pounds poured from those green, blue and red tin boxes last year.
The old kitchen stove—the toasting fork
So we worked five years—then came the big simple idea of toasting the tobacco to hold the flavor. Now, enjoy a really delicious new cigarette flavor: Lucky Strike—the real Burley cigarette—it's toasted.
LUCKY STRIKE
The real Burley
Cigarette
LUCKY STRIKE
IT'S TOASTED
CIGARETTES
20 for 10¢
Guaranteed by
The American Tobacco Co.
INCORPORATED

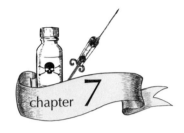

詩人與劊子手

一八六六年，在德國易北河（River Elbe）的排筏上，經過不知多少次與死神擦身而過的爆炸實驗，瑞典化學家與發明家阿爾弗雷德・諾貝爾（Alfred Nobel），終於完成了「黃色炸藥」（dynamite）的最後一塊拼圖，讓爆炸性強、極度不穩定的硝化甘油（nitroglycerin）與矽藻土（diatomaceous earth，又叫 diatomite）結合，變成可以安全生產和使用的爆裂物，隔年將這種化合物申請專利，讓他的事業大發利市，快速累積財富。

諾貝爾將它取名為「dynamite」，名稱來源是希臘文的「力量」，這種強大的力量不僅使人類在開橋、造路、山湖鑿穿等重大工程上，可以更便利與省時省力，不過也讓戰場上的戰鬥更加血腥與殘酷——當然也是諾貝爾變成鉅富的重要原因。

發現矽藻土可以穩定硝化甘油這件事，雖然在諾貝爾的傳記中沒有大篇幅的解說，但相信他的心情一定是百味雜陳，充滿血與淚的交織。為何我這麼說？必須從他的背景談起。

馴服猛獸硝化甘油

諾貝爾是個聰明、求知欲強，又喜歡不斷創新的科學家，出生於一八三三年的瑞典斯德哥爾摩。一八三七年時，他父親前往聖彼德堡經營軍火公司，因緣際會獲得成功。諾貝爾被經濟條件優渥的父母送進貴族學校就讀，英文、法文、德文及俄文都說得很流利。年輕的諾貝爾曾經師承俄羅斯化學教授尼古拉・尼古拉耶維奇・濟寧（Nikolay Nikolaevich Zinin），一八五〇年到法國巴黎繼續完成他的研究工作。而在此地，諾貝爾遇見了義大利化學家阿斯卡尼奧・索布雷洛（Ascanio Sobrero），他於三年前發明了硝化甘油，但對自己所發明的東西也心存畏懼，因為連他自己以及工作過的實驗室，都受到硝化甘油的嚴重傷害，所以他告誡諾貝爾：硝化甘油是個如同惡魔般的東西，希望他要小心謹慎地研究。

一八六二年開始，諾貝爾持續想辦法找出可以安全使用硝化甘油的方法，雖然常讓自己面臨受傷與死亡的威脅。一八六三年，諾貝爾的母親正在廚房工作，忽然一聲轟然巨響，她看到諾貝爾從房子後方的小實驗室跳出來，不僅滿臉鮮血，袖口和褲腳還冒著火苗，胸前的衣服不見了一大塊，只是諾貝爾似乎沒有感到疼痛，反而一面跑一面舉起手大喊：「我成功了，我成功了！」原來諾貝爾利用自己發明的「雷管」點燃了硝化甘油，於是他替「雷管」申請專利，有了雷管以後，硝化甘油的引爆變得比較安全，加上諾貝爾對硝化甘油也做了局部改良，將它命名為「爆炸油」（blasting oil）並申請專利。隔年他建立了工廠，開始販賣這種爆炸油，提供鋪橋、造路等工程之用。

雖然有了上述的發明與改良，硝化甘油還是如同一隻無法完全駕馭的猛獸，很容易在準備或搬運過程中，突然爆炸造成嚴重死傷，甚至諾貝爾的兄弟也在斯德哥爾摩的工廠裡，因處理硝化甘油不幸喪命，但諾貝爾的厄運並沒有因此結束。一八六五年，諾貝爾在德國克呂梅爾（Krummel）建立炸藥工廠，但硝化甘油造成人員傷亡的危險依舊如影隨形。這間工廠因無法完全掌控硝化甘油而二度被炸毀，不過因硝化甘油對工程進行大有助益，大家對於它的容忍度還是很大。

隔年四月，載著硝化甘油的三艘船被送到美國加州，為了中太平洋鐵路公司（Central Pacific Railroad）建造穿過內華達山脈（Sierra Nevada）、長一千六百五十九英尺的峰頂隧道（Summit Tunnel）做準備，其中一艘裝載硝化甘油的船隻在舊金山爆炸，造成十五個工作人員死亡，美國政府因此下令禁止液體硝化甘油從歐洲送至加州。

發生了兄弟死亡與這麼多次意外事件，相信諾貝爾身心肯定受到極大煎熬，尤其他的實驗室是十分危險的地方，以至於受到鄰近民眾的排擠，最後才會將穩定硝化甘油的爆炸實驗，移到易北河的排筏上，不是他喜歡孤寂，而是沒有辦法的選擇。大概是宿命吧！諾貝爾最後選擇的矽藻土，是來自那個二次毀了工廠所在地的克呂梅爾山上。或許可算是在那裡犧牲的工作人員庇佑，終於把硝化甘油這個陰晴不定的惡魔馴服，也開啓了諾貝爾無可匹敵的財富之門。

心絞痛治療的因陀羅珠——亞硝酸戊酯

一八六七年，黃色炸藥通過專利的當年，在愛丁堡皇家醫院（Ediburgh Royal Infirmany）服務的醫師蘭德・布倫頓（Lauder Brunton）在著名的《針刺》雜誌上，發表了人類史上第一次用硝酸的化合物——亞硝酸戊酯（Amyl Nitate）治療心絞痛的成功經驗。上述二起看似沒有關連的事件，就好像佛家所言的「因陀羅珠」，開啓了日後人類對於治療心絞痛的序幕。即便到了現在，我們仍受到它們所結成的「因陀羅網」影響，從冠心症、回春，甚至是性愛裡的助興劑，都可以看到這面網的影響，如同《華嚴五教章通路記》中所言：「網珠玲玲，各現珠影，一珠之中，現諸珠影，珠珠皆爾，互相影現，無所隱寂，了了分明。」

布倫頓第一次將亞硝酸戊酯用來治療胸痛，也是諾貝爾發現矽藻土可以穩定硝化甘油的那一年。一八六六年十二月，他發現住在愛丁堡皇家醫院的一位病患，每夜都因反覆的胸痛所苦。和他相同症狀的患者不少，只是症狀比較輕微，而且頻率沒那麼高。

當時治療心絞痛的方法五花八門，從毛地黃（digitalis）、烏頭毒草（aconite）到白蘭地等，但都沒有特別的療效。雖然「放血療法」（bloodletting）逐漸退流行，仍有許多醫師繼續使用。布倫頓也施行放血療法，但他覺得這種治療無法替患者解決問題，因為效果短暫。如同他在《針刺》上所寫的：「我相信放血的作用，是偶爾造成動脈壓力下降所得到的結果，這讓我想起亞硝酸戊酯可以產生比放血更好的效果，而且還可以反覆施行，不會影響患者的健康。」

以當時的眼光來看，布倫頓的作為簡直是大膽且不負責任。但如果就醫學歷史的發展來看，他的思緒與理論基礎則相當值得讚許。他所處的時代約為十八世紀末到十九世紀中，史學家稱為「英雄式醫學世代」（the age of heroic medicine），這個時代的醫師因見到其他基礎科學的進步，不僅可以免費使用其成果，把新合成的化合物由自己或患者搶先試用，同時配合放血、折磨、火燒等類似詩人天馬行空的浪漫情懷，來找尋治療病患的機會，因此被史學家稱作「英雄」，一種認為自以為「神性」的思考邏輯。

就連美國醫學會（The American Medical Association）創辦人之一——大衛醫師（Dr. N. S. David）也在《紐約醫學期刊》（*New York Journal of Medicine*）中寫到：「由於醫學生理系統——或『假裝它是』的醫學生理系統——表現出矛盾與可笑的特質，已使得醫學這門科學被看得很輕與滿是不確定性，這只比閉著眼亂搞的結果好一些而已。」在醫師對本業知識與學理充滿疑問、缺乏自信的年代，布倫頓採用亞硝酸戊酯治療心絞痛時，他的理論基礎與思考邏輯顯得彌足珍貴。

布倫頓從就讀醫學院時期就展露鋒芒，有關研究毛地黃的論文得到愛丁堡大學的金牌獎榮譽，無怪乎他在學生時期就寫下了如此一段不同於「英雄式醫學世代」邏輯的紀錄：「當我們回顧近幾年有關生理學、病理學以及其他醫學進步，將這些和有關治療疾病方式的緩慢進展做比較時，眞的會對現階段實驗性的治療方法感到失望。的確，只是實驗性治療的藥物，如果無法知道為何產生作用，失敗便是必然的，可能要等下一個世代，甚至是再一個世代才能解決。」

於是布倫頓心中熱切地期望：「對於這種種喪氣的方法，不僅要建立一個合理的特質，藉此了解疾病的進程，更要熟悉我們開出的藥方為何能治癒疾病。」

布倫頓大膽使用亞硝酸戊酯來治療心絞痛，也是基於上述理念。我們看到的雖然只有他勇敢的行為，但更應該了解他是受到很多人的啓發，並非天外飛來一筆的想法，如同帝釋天宮殿內的寶珠，映照出其他在因陀羅網上，重重影現的寶珠。

亞硝酸戊酯是由法國著名化學家安托萬．巴拉德（Antoine Balard）所合成，他在一八四四年發現了溴化物。巴拉德對於亞硝酸戊酯的特性沒有多所著墨，反而是同時代二位化學家研究得比較透徹，一位是英國的弗雷德里克．古特里（Frederick Guthrie），另一位則是德國的羅伯特．本生（Robert Bunsen）。一八五九年，古特里首次談到他使用亞硝酸戊酯的結果。古特里用紙將兩滴亞硝酸戊酯放入自己的鼻孔，由於亞硝酸戊酯易於揮發，不到一分鐘，它就發現頸部動脈劇烈跳動，讓他感到疼痛。接著頸部到額頭出現潮紅，最後他感覺到心跳加速，跳得非常厲害，他因此下了結論：「亞硝酸戊酯大概可以用作急救用藥，尤其是對噎住、溺水或昏倒的患者。」現在的我們知道亞硝酸戊酯可以擴張血管、降低血壓，而使心臟有「反射性心跳加快」（Reflex Tachycardia）的作用；而古特里這位英雄主義式的浪漫科學家提出建議、大膽試用的那一年，他才剛成為愛丁堡大學化學系所的助理。

一八六三年到一八六五年之間，英國倫敦聖喬治醫院（St. George's Hospital）教授生理學的醫師班傑明・理察森（Benjamin Ward Richardson）在英國科學進展聯盟（British Association for the Advancement of Science）的會議中，報告了幾次有關亞硝酸戊酯的作用，並稱它是「史上對心臟及其他器官作用最強的藥」，並建議這種化合物不能基於「生理學的好奇心」而用於醫學上。儘管如此，他還是不斷研究它的作用。同時理察森對於亞硝酸戊酯的發現，刺激了另一位在愛丁堡的醫師亞瑟・甘基（Arthur Gamgee）。他認為亞硝酸戊酯可能是透過血管運動神經的快速刺激，使得心跳加快，因而得到降低壓力，擴張小血管來供應心臟血液。

甘基比布倫頓早三年就讀於愛丁堡大學，他接續理察森對亞硝酸戊酯的研究，布倫頓也有參與，因此知道甘基對於亞硝酸戊酯的心得——它是很強的動脈壓力降低劑。在胸痛病患求助無門時，布倫頓想到了甘基的研究，認為「放血」

對胸痛有效果是因為「降低血壓的關係」，而亞硝酸戊酯有相同的作用，才想到以不斷吸入「亞硝酸戊酯」的方式，應該可以暫時解決惱人的心絞痛。

我們知道這種對於治療疾病的認知是布倫頓對於自己哲學的實踐，但日後的研究卻明確指出心絞痛的成因並非他所想的因「血壓升高」引起，但亞硝酸戊酯放鬆血管壓力的作用是「緩和心絞痛」的有效方式，這個機轉卻要到下一個世紀才由其他學者發現，而且和諾貝爾有重要關係。

布倫頓能繼續亞硝酸戊酯的研究，得靠他的上司休斯．班奈特（Hughes Bennett）的支持，才能在愛丁堡皇家醫院內對胸痛的病人投藥，以觀察更多的結果。所以他在《針刺》雜誌上說，病人可以反覆吸入這種化合物，雖然作用時間短，但多吸幾次之後可以得到完全的緩解，下一次發作時還能如法炮製。理察森看到布倫頓的研究發表之後，也利用亞硝酸戊酯治療心絞痛的患者，而且改口說很高興能看到治療結果相當好，對於化學家及臨床生理學家的合作得到正面結果的方式感到振奮，藉此找到治療身體病痛的方法，必定讓這些有機化合物有更多發展的出路。

對於布倫頓的勇敢，想必很多人已經嚇得說不出話來，但不容否認，這些被看不見的連結（如同「因陀羅線」）拉在一起的人——巴拉德、理察森、布倫頓等，確實像是擁有浪漫情懷的詩人，也自認是可以解救病人的英雄。他們內心一定覺得個人的研究成果可說是科學界熠熠生輝的寶珠——雖然現在的科學家不敢恭維他們莽撞的行徑，但也不會否認他們的努力。目前治療心絞痛的方法及其重要的學理發現，必須也必然靠著這些看起來比較像「劊子手」的醫師幫忙。

凶器也是良藥——硝化甘油

亞硝酸戊酯之後雖成為治療心絞痛的選擇，在臨床效用上卻讓醫師有「心有餘而力不足」之憾。因為它的反應時間很快，效果卻不持久，反覆吸上多次之後，耐受力（tolerance）會逐漸出現，對心絞痛的緩解功效會逐漸降低；還有一個重要的原因，是醫師對於診斷「心絞痛」不是那麼正確，許多不是冠心症的患者，甚至是年輕人被當成「心絞痛」患者治療，自然無法達到療效。

不過，另一種亞硝酸戊酯的化合物問世，在醫師「心有靈犀一點通」的情形下被使用，到今天仍是治療心絞痛的良藥，那就是前面提到的硝化甘油。

一八六〇年，幾乎在亞硝酸戊酯被使用於治療胸痛患者的同時，有位英國醫師菲爾德（A. G. Field）以自己為白老鼠，試起了硝化甘油，並把結果發表在《醫學公報》（*Medical Times and Gaztte*）雜誌上。菲爾德醫師的文章中沒有提到他從哪裡取得大約一％濃度泡在酒精裡的硝化甘油。但他勇敢地滴在自己的舌頭上，結果三分鐘內出現脖子緊繃、噁心之感。據他事後描述：感到有些失魂，如「水燒開的茶壺」放出的聲響在耳邊響起，之後全身冒冷汗、不停打哈欠，更可怕的是之後半小時，他覺得胃痛、頭痛、全身無力，效果持續到隔天清晨才消退。

菲爾德醫師也各請了一位男女試試硝化甘油。男性的勇氣不夠，加上受不了那種味道，只舔了放置硝化甘油容器的軟木塞後放棄；另一位女性當時牙痛，勇敢地讓菲德爾滴了半滴在舌頭上，她覺得脖子有震動感，頭痛很厲害，而且伴隨著輕微想吐的不適，但牙痛竟然緩解了。後來又有一位健壯的女病人因蛀牙而不舒服，在菲爾德醫師的說服下，在蛀牙處滴了幾滴硝化甘油，結果五分鐘之內，立刻覺得頭痛、心搏加速，整個人病懨懨沒有力氣，但和前一位女性一樣，牙痛症狀減輕了。

菲爾德醫師在文末建議將硝化甘油給那些有神經痛或痙攣發作的人試試看。他可算是第一個談到硝化甘油有如此效果的醫師。

另一位勇敢的醫師叫色若固德（Thorogood），他看完文章後，寫了一封信給菲爾德醫師，信上說他試了幾滴硝化甘油，同樣感到劇烈的頭痛，擴及到耳、鼻和耳後，接著脖子開始緊繃，有如面臨吊刑一般——但他很高興告訴菲爾德醫師，自己沒有意識模糊或噁心嘔吐，而且那種不舒服很快就退去了。

不怕死的還有二位英國醫師——喬治．哈利（George Harley）及富勒（Fuller），他們前仆後繼地模仿起菲爾德，不過卻有些懷疑菲爾德是否誇大其辭。

哈利醫師大概和菲爾德拿到同樣濃度的硝化甘油，他先用舌頭舔瓶子軟木塞，發覺「有甜味、伴有燒灼感，之後頭有些漲痛，喉嚨感覺些許緊緊的，不過卻沒有噁心或嘔吐」，他發現幾分鐘之後效用變弱了，因此分兩次先後在舌頭上滴了五到十滴不等，結果發現心跳超過每分鐘一百下以上，頭有點漲痛，喉嚨緊縮不是非常嚴重。哈利醫師也給了另二位醫界朋友各二十到三十滴劑量，兩人分多次滴在舌頭上，並沒有和菲爾德醫師一樣的感受。最後他據說拿到「純的」硝化甘油，大膽地親身試用，分享那種感覺似乎是第一道冷壓初榨橄欖油一樣，他滴了一小滴在舌頭上，前述提到的症狀在幾分鐘之內就不見了。

這位魯莽而勇敢的醫師可能為了炫耀，對菲爾德醫師服用後的症狀下了個結論：大概是出於害怕與想像，才會有如此劇烈的感覺，因當時硝化甘油的危險性聞名於世，普遍認為它難以駕馭。哈利醫師親身試驗了不同濃度的硝化甘油，彷彿是昭告世人：他和「胸口碎大石」的武師一樣，給人「威武勇猛」的印象吧！最後對硝化甘油的服用，哈利醫師建議只有在「純濃度」時要小心，因為確實會引起頭痛、心跳加快的反應，低劑量時則根本不用太害怕。

另一位富勒醫師分享的經驗和哈利醫師相去不遠。他自己服用高劑量的硝化甘油也僅有頭痛的現象。菲爾德禮貌地回信質疑二人，是否使用到被稀釋的硝化甘油，因為他有一位偏頭痛患者，才使用了幾滴就讓症狀緩解了，和他們的經驗相去甚遠。

菲爾德醫師等三人的故事，讓我想起即使是今日嚴謹的醫學研究環境，還是有人在製造假數據；或許哈利及富勒兩位醫師的臨床試驗，在那個沒有任何科學驗證的年代，也是編造的謊言。

另一位知名學者威廉・莫瑞（William Murrel），不知哪來的魅力，總共說服了三十五個人，加入他設計的硝化甘油實驗，並將結果發布於一八七九年的《針刺》雜誌，這份報告確實有值得稱許之處，畢竟莫瑞不是省油的燈。這位當時英國著名的醫師與生理學家，一八七七年成為英國皇家醫師學院（Royal College of Physician）的一員，常在倫敦有名的西敏寺（Westminster Hospital）不定期發表臨床生理學報告，平時則擔任皇家醫院胸腔疾病的助理醫師。

莫瑞報告中所包含的三十五人之中，有十二名男性、二十三名女性，年紀從十二歲到五十八歲不等。由於有脈搏及血壓的數據輔助，他在患者的舌頭上滴入硝化甘油後，配合患者主訴及明確的監測數據來佐證，因此他的論文中有重要的二點，可以取得一般醫師的信任，終於開啓了「硝化甘油治療心絞痛」的里程碑。

第一是莫瑞醫師用了現今科學研究才有的慰示劑。研究論文裡，四位有明顯心絞痛主訴的患者，在給予硝化甘油的前一個禮拜，莫瑞醫師僅給予看起來相同的藥物，結果發現患者症狀出現緩解，確實是在一星期後加入真正的硝化甘油才開始的。

第二是莫瑞醫師利用客觀測量工具做比較。他以布倫頓使用過的亞硝酸戊酯與硝化甘油做比較，結果發現吸入亞硝酸戊酯的患者胸痛很快緩解，可惜只持續了九十秒鐘，之後心跳、血壓就慢慢回歸到吸入前的水平；但是硝化甘油不一樣，患者感到症狀緩解比較慢，有時可能需要六分鐘之久，但其效用卻可以維持心跳及血壓的改變三十分鐘以上，更難能可貴的是，雖然莫瑞有提示患者一天按時間規律使用三至四次，但有兩位患者卻主動告訴莫瑞，只要改成症狀出現才用，就可以立刻抑制胸痛的效果。

患者症狀及作用長短的描述，我覺得沒什麼趣味可言，但莫瑞自述第一次使用硝化甘油的經驗，卻讓我不禁笑出聲來。

鑑於硝化甘油已是量產炸藥的威名，莫瑞醫師用軟木塞上沾到的分量放在舌頭上，想看看這些微的分量能有什麼驚人的效果。他不知道那根筋不對，居然在看診前舔了硝化甘油，因此不幸的事情發生了。莫瑞醫師因頭暈目眩、心跳加快，不得不取消一開始對患者的問診，以免自己好似生病或中毒的樣子被看出來，他直接要求患者走到有布簾遮掩的檢查床，脫下衣服準備接下來的胸部聽診，他心想可以藉著這個時間的空檔，對抗突襲而至的不適感。

大概看診五、六分鐘之後，他覺得自己狀況好一些了，於是拉開簾子檢查病患，由於他的動作無法「對焦」，不敢對患者胸膛實施扣診——即以手指輕扣胸壁，聽迴音有無異常——轉而改成聽診，結果他一彎身就感到耳邊嗡嗡作響，根本無法聽清楚患者的呼吸音及心音，而且覺得頭部左搖右晃，連帶認為患者的身體也一樣在搖晃。

草草結束病人的檢查之後，莫瑞醫師才慢慢恢復正常，而頭痛則維持了一段不算短的時間。他開始懷疑哈利醫師的話，認為那深刻的症狀並非如他所說是出於懼怕或想像。莫瑞醫師隨後又在自己身上試驗了三十至四十次，發現每次心跳加速、頭痛難耐的情況都會出現，尤其是身體因心搏過速造成的震動，最令人難受。甚至他在服下硝化甘油後，還想用放大鏡聚光到屋子裡的暗處，卻發現自己無法保持平衡，而且服用劑量愈大，這種左搖右晃、身體沒有「準星」的感覺維持得愈久。

和神農嘗百草相比，莫瑞醫師以自己身體做為硝化甘油作用的平臺，我看是相去不遠。要將鋪橋造路、打山洞，甚至是戰場上殺人武器當作藥物使用，心中除了充滿「英雄氣概」與「詩人浪漫情懷」外，大概只有精神病患或痴呆者才會有這種勇氣吧！

不過正由於莫瑞醫師鍥而不捨的努力，拉著另外三十五人做完實驗，才能在十九世紀末期即發現讓硝化甘油成為治療心絞痛的選擇。一百多年過去了，依然沒有其他藥物可以與之匹敵；而黃色炸藥早已被核彈，甚至氫彈比了下去。

千萬不要相信網路上的浪漫傳說，認為是有心絞痛病史的人在硝化甘油工廠上班讓胸悶緩解，引起了醫師的興趣，從而讓科學家找出硝化甘油能治療心絞痛的鬼話；更不要相信某些傳聞認為具備中醫知識者以「心開竅於舌」的理論，讓西方人把硝化甘油做成舌下錠，加速治療心絞痛的作用。實情是硝化甘油在劇烈晃動下有爆炸起火的可能，剛開始試用當然只能舔舔看，結果發現經由黏膜吸收效果快，如此「瞎貓碰上死耗子」，才以舌下錠做為「救心」的途徑——我相信硝化甘油做成「屁股栓塞劑」吸收也是很快的，效果自然不會太差，但是會讓人覺得不怎麼衛生。要是有此一用，那些喜歡中西合璧、胡亂整合的人，如何去解釋「心開竅於屁股」呢？

關於硝化甘油可以治療心絞痛的原理，不管剛開始使用的人如何自圓其說，眞正的原因在莫瑞醫師之後的幾個世代，才被科學家發現。

一九九八年諾貝爾生理學及醫學獎頒發給美國紐約州立大學的弗奇戈特（Robert F. Furchgott）、加州大學洛磯山分校的伊各納若（Louis J. Ignarro），以及德州大學休士頓醫學院的穆拉德（Ferid Murad），表彰他們對於心臟生理學的研究。他們解開了硝化甘油之所以能擴張冠狀動脈的原因，是給予了血管內皮細胞外生來源的「一氧化氮」，造成血管內皮細胞擴張——冠狀動脈阻塞的血管，內皮細胞因失去釋放內生性一氧化氮，造成心肌缺氧而產生心絞痛。硝化甘油為何被視為冠心症病人救命神丹的原因，終於在超過一百年之後破解了。

一八八六年在易北河苦思穩定硝化甘油的諾貝爾，晚年卻對硝化甘油能治療他的心絞痛一直不能認同。他寫給友人的信中提到：「對於被醫師指示服用硝化甘油，聽起來真是令人覺得諷刺的宿命，他們叫這東西是Trinitrin，以免嚇壞化學家和普羅大眾。」性喜發明和追根究柢的諾貝爾，最後還是被硝化甘油嚇到了，到死都沒有為他的心絞痛服下任何一片Trinitrin。

至於被硝化甘油打敗的亞硝酸戊酯，也沒有因此淘汰，反而變成一種令人產生歡愉感的「芳香劑」（poppers），吸入後有頭昏目眩、心跳加速的感覺，對於十九世紀毒品濫用達到高峰的人們來說，是很好的「清醒劑」。吸食鴉片或古柯鹼後，藥效退去之前，會有一段時間讓人感覺手腳冰冷、倦怠及心情低落，這時來上一口亞硝酸戊酯，會宛如進入神遊般的境界，所以有人將它當成性愛助興劑。

二十世紀之後，各國聯手大力掃蕩毒品，含有亞硝酸戊酯的空氣清新劑、指甲油、去油劑或磁頭清潔劑等，因取得容易，成為解除壓力與增加快感的新寵。《時代》雜誌（*Time*）一九七八年的文章〈衝向新高〉（Rushing to a New High）中，報導了所謂「芳香劑浪潮」：男同性戀者用它來提振性愛樂趣，芳香劑甚至入侵了大都會區的夜店，苦悶的建築工人也會在下班後利用它紓壓。

二〇一三年的《學生研究雜誌》（*Journal of Student Research*），一篇由鄭大衛（David Cheng）發表的文章中，整理了亞硝酸戊酯種種濫用的歷史。他發現在一九七〇年代，美國就有超過五百萬人使用芳香劑，而學者甘乃迪（Kennedy）研究指出，一九八〇年代中，使用芳香劑的民眾之中，有不少人罹患愛滋病，因此引發了是否要管制亞硝酸戊酯的聲浪，但最後都沒有成功。

如今，芳香劑在Google搜尋中，依然是熱門品項，厲害的化學家合成了很多種亞硝酸戊酯的師弟，提供使用者不同成分的芳香劑。當然亞硝酸戊酯沒有那麼邪惡，至少在急性氰化物中毒（Acute Cyanide Intoxication）時，它是急救人員手提袋中不可或缺的解毒劑。

英雄造時勢，不是英雄式醫學

佛典的理說中，帝釋天所住的宮殿裡有很多寶珠結成的網，叫做「因陀羅網」。此網之相是每一顆寶珠結合而成，它們彼此互相照應，影現重重，一珠現一珠，一珠現千珠，千珠也現千珠，於是影復產生影，重重無盡。如同我前面提到的故事，主角從諾貝爾、布倫頓、理察森、甘基、菲爾德及莫瑞，直到一九九八年諾貝爾生理及醫學獎得主弗奇戈特等三人共同拉起了治療「心絞痛」的因陀羅網，靠著亞硝酸戊酯、硝化甘油、一氧化氮的線撐起了耀眼的影像，不只利用論文提綱挈領，將其中的因緣點出，更利用他們的臨床經驗治療冠心症患者；當然還有更多人名、更多研究論文與故事，潛藏在汗牛充棟的醫學期刊與書籍中，我談到了開端與過程，而故事還在持續，尚未看到盡頭。

從前面的歷史裡，我們可以看到懷抱詩人般浪漫情懷的醫師，為探討新化合物有什麼效能；或如渾身是膽的英雄，讓自己、朋友和病人陷入不知名的險境，因此陰錯陽差地找出先前未曾想過的疾病治療方式，彷彿靠著看不見的「因陀羅線」，串起治療的希望。不過我們也發現很多醫師的治療根本沒有成功，反而不斷折磨、傷害病人，甚至造成他們的死亡，行徑如同劊子手。

而莫瑞醫師成功的事蹟，就如同二十世紀著名的美國人類學家瑪格麗特・米德（Margaret Mead）所說：「不要懷疑一小群有思想與決心的人能改變世界，事實上，世界正因如此而被改變！」這句話裡蘊藏的「英雄造時勢」悲壯情懷，我當然相信；但絕不是歷史學家那套「英雄式醫學時代」的邏輯——有太多自認為英雄的醫師，把不相關的治療方式強加於患者身上，造成不可挽回的悲劇。

我想起了米蘭・昆德拉（Milan Kundera）的小說《生活在他方》（*La vie est ailleurs*）裡，描述主人翁詩人雅羅米爾（Jaromil）所生存的高壓政治環境：「這不僅是一個恐怖的時代，而且是一個抒情的時代，由劊子手和詩人聯合統治的時代！」政治上的歷史如是，醫療上的歷史又何嘗不是？詩人期待用文字歌頌自己的理想，以期淨化世界；而劊子手用鮮血、用剷除生命做手段，方法雖不同，但想法相似，只是未到蓋棺論定的時候，我們根本分不清誰是詩人、誰是劊子手，甚至是好幾個世代之後，我們心中歌頌的英雄，也許與惡棍無異！後世的人們看來，又何嘗不會蔑視與訕笑我們的無知，只是我們看不見、也聽不到罷了！

延伸閱讀

1. 諾貝爾生平：http://www.nobelprize.org/alfred_nobel/biographical/
2. Nossaman VE et al. "Nitrates and Nitrites in the Treatment of Ischemic Cardiac Disease."*Cardiol Rev.* 2010; 18(4): 190-197.
3. W. Bruce Fye. "T. Lauder Brunton andAmyl Nitrite: aVictorianvasodilator." *Circulation.* 74:222–229
4. Smith E, Hart FD. "William Murrell, physician and practical therapist." *Br. Med J.* 1971 Sep 11; 3(5775): 632-3.
5. W. Bruce Fye. "Nitroglycerin: A Homeopathic remedy." *Circulation.* 1986; 73:21-29.
6. "Nation: Rushing to High." *Time.* July 17, 1978.
7. David Cheng. "Amyl Nitrites: A Review of History, Epidemiology, and Behavioral Usages." *J. of Student Research.* 2013; 2(1): 17-21.

chapter 8

交換神力的惡魔果實

曾被媒體譽為「網球界最美麗的女選手」莎拉波娃（Maria Sharapova），不免俗地加入了使用禁藥的運動員行列。只是她沒有像其他涉入類似案件的運動選手一樣矢口否認，或是言辭閃爍、不正面回應，她選擇於二〇一六年三月七日在洛杉磯召開記者會對外說明。然而這樣的說明沒有平息外界的質疑，反而漏洞百出，她的誠實面對達不到預期目的。如果她說自己不小心吃了「惡魔果實」，可能比較有說服力。

這裡所說的惡魔果實是日本漫畫家尾田榮一郎的連載作品《航海王》（*One Piece*）裡，吃下之後讓人體有意外變化的一種水果。漫畫主角魯夫就是吃了「橡膠果實」的能力者，身體可以任意變長或縮短，還不怕雷電。藝術家滿足了我們對於人類身體極限的想像。

任何想要藉由外力來達到能力提升的運動員，在我看來都和尾田榮一郎筆下的人物一樣，是不計後果想吃到「惡魔果實」的能力者。

為什麼我對莎拉波娃的記者會有些失望？因為她刻意營造的氛圍與理由，看得出來只想唬弄普羅大眾。以醫療專業人員的角度來看，那些都是她的推託與逃避之詞，其心態和那些被逮到服用禁藥的運動員一樣，甚至有過之而無不及。

莎拉波娃有兩件事無法說服我們。一是「米屈肼」（Meldonium）並不是她所謂治療「低血鎂症」與「預防家族糖尿病」的合格藥物；第二是米屈肼是拉脫維亞藥廠製造的藥物，沒有通過ＦＤＡ的許可，為什麼她的醫師可以開立這種美國沒有販賣許可的藥物？它是從何得來？莎拉波娃的解釋反而讓內行人對她的誠實打了一個更大的問號！

運動菜單裡的祕密——米屈肼

讓莎拉波娃陷入禁藥風暴的米屈肼到底是何方神聖？它是拉脫維亞的格林戴克藥廠（Grindeks）於一九七〇年代中期合成的藥物，主要作用是增加身體缺血部位的血流，被用來治療心肌缺血（冠心症）。只是這個藥物在臨床實驗的數據，並未得到美國ＦＤＡ及歐盟的認可，目前僅在東歐十三個國家准許上市。不過銷售還算不錯，據官方資料顯示，它不僅是格林戴克藥廠的主力，二〇一三年的銷售業績也已達六千萬歐元之譜。雖然沒有得到歐美國家等主流的官方認可，米屈肼還是有不少支持者，有人延伸了它的臨床應用。除了早期用於心肌缺氧的病患外，醫學期刊裡也出現使用於急性心肌梗塞、缺血性腦中風、阿茲海默症、性能力促進（以精蟲活動力判斷）、帕金森氏症、心肌炎引發的心衰竭，或是糖尿病及梅毒等，琳瑯滿目的論文表示這個藥物確實引起很多相關領域專家的重視。

一九九〇年，學者斯帕索夫（Spasov）在俄國的期刊上發表論文，指出動物在身體過度負荷造成缺氧的狀態下，米屈肼可以增加缺氧組織的血流；一九九五年，另一位學者拉斯可娃（Laskova）的研究也發現，以米屈肼對「能量準備」（energizing preparation）做研究，發現有不錯的作用。是不是這樣的報告引起了為增加運動員表現能力的醫師們興趣，才將米屈肼加入這些選手的補充藥物裡，默默成為東歐為主的運動選手的「運動菜單」裡那個不能說的祕密？

我的推論符合了二〇一六年國際反禁藥組織（World Anti-Doping Agency, WADA）的資料。它公布使用米屈肼的名單中，多為東歐國家運動員；而另一個有力的證據是莎拉波娃使用米屈肼已有十年時間，符合上述學術論文發表的時間點——再再證明，運動員為了能力的提升，自願冒著以身試藥的風險。

我比較有興趣的是為何米屈肼會被WADA盯上？或許與學者佩特洛娃（Petrova）等人在二〇一三年發表的論文有關。他們發現米屈肼能增加組織的代謝力與能量供給，可給予那些智能與體能低下的人使用，同時也建議運動員可列為適用對象。

不管是否因佩特洛娃等人的報告激起這次漣漪，抑或是WADA在禁藥改革組織委員裡，由德國記者哈霍・賽佩爾特（Hajo Seppelt）提交的報告引發後續檢驗。在二〇一五年的抽樣裡，發現高達十七%的俄國運動員體內驗出米屈肼的成分，而全世界的運動員抽檢裡也有二・二%。

二〇一五年九月十六日，WADA對米屈肼發出禁令，而且規定於隔年生效。莎拉波娃無視禁令，以為可以逃過藥檢，殊不知WADA真的有辦法測出尿中的米屈肼成分，於是她成了禁藥醜聞的運動員，在澳網獲得的獎金也被主辦單位追回。

雖然不滿意莎拉波娃在記者會中的表現，但至少佩服她在第一時間勇於面對的行為，不像其他陷入禁藥風波的運動員，拒絕承認或支吾其詞，更重要的是她選擇誠實，向大家承認使用米屈肼已經十年了！

追求表現而用藥，不是新鮮事

看了莎拉波娃的故事如果感到惋惜，你可能是誤判了情勢。因為不只是運動員，只要抱持著提升個人表現能力的念頭，歷史上有多少人前仆後繼以身體為試煉場，想利用快速而不計後果的方式，讓自己成為眾人欽羨的對象，雖然大部分的人可能得到一定的效果，可惜也有不少人因此命喪黃泉，而徒呼負負。

早在西元前八世紀開始的希臘奧林匹克運動會，為了勝利者的桂冠與豐厚獎金，當時的運動選手就吃一些認為可以增加活力的補充品，其中最有名的當屬罌粟花種子。這種會產生欣快感與止痛效果的植物，由於古代提煉技術不夠好，只能混入蜂蜜與糕點中，藉以增加在競賽中的體能與爆發力，以當今的眼光來看，心理作用可能比實際效果大一些。不過不只罌粟花種子被視為有增進體能的效果，有些運動員還會利用多種藥草混合的汁液來達到相同目的，只是大多屬於獨家祕方，沒有像中醫有典籍記錄而流傳下來。

另有一些運動員會改變飲食習慣，刻意進食大量肉類，這點和希臘人的飲食觀念大相逕庭。傳統希臘餐點充滿植物製品，如橄欖、豆類、大麥、蜂蜜與麵粉做成的煎餅，還包括重要的飲品——酒，雖然也有肉類，但不是餐飲中的重點。從當時多位醫師留下的著作中發現，希臘人飲食不強調大魚大肉的放縱習慣，據此可以了解，這是他們維持良好身形的重要原因。而運動員為了獲取勝利，食用大量的肉類製品，讓肌肉更結實、壯碩，以提升競賽場上的表現，進而在奧林匹克中奪得桂冠。

我們也可以發現一些類似巫術的方式，藉此提升運動能力。據記載，有些運動員會在比賽前吃下動物的心臟，或視其為「可增進爆發力的動物器官」，由此看來，講究優雅的希臘人為了奧林匹克競賽，和那些茹毛飲血的野蠻人所使用的招式並沒有什麼不同。

談到希臘運動員，也必須談到以希臘人為模仿對象的羅馬人。在羅馬帝國時代早期，一項重要娛樂節目的主角「鬥劍士」（gladiator），這些人在競技場上血淋淋地開打，讓羅馬民眾可以瘋狂叫囂宣洩壓力——他們其實也是需要特殊藥物提升戰鬥力的可憐人。鬥劍士通常身材魁梧，如同電影裡「大隻佬」一般，但這是算計出來的結果；他們都經過有計畫地塑造，讓「戰鬥」看起來更血腥、更震撼。從當時名醫蓋倫（Galen）的著作中可看出端倪。

蓋倫在西元一五七年回到家鄉帕加馬（Pergamum），由於醫術高明，得到當地最高祭司的邀請，成為照顧鬥劍士的醫師。這些人的表演不只是重要的娛樂事業，也是達官顯貴的生財工具。他們受傷之後，必須要能盡快回到場上，否則投資者就會血本無歸，因此鬥劍士都可以獲得很好的醫療照顧，他們的食物也是為了特殊目的而設計。

他們看起來很壯碩，你可能會以為他們吃的食物都是山珍海味，事實上卻是南轅北轍，鬥劍士是不折不扣的素食者，如同蓋倫在書中提到的狀況：「在我家鄉的鬥劍士，每天吃的大部分是『蠶豆與水煮大麥』的混合物而已，他們的體型看起來很有分量，可惜這種『肉肉』的體格，並不是非常結實，反而如同肥豬肉一般軟趴趴。」

這種「虛胖」來自於高碳水化合物的素食，鬥劍士嚇人的碩大身形，大部分是脂肪的囤積，沒有長出眞正的肌肉。菜單的設計，除了要讓他們看起來很威猛，在受傷時也有「觸目驚心」的效果——皮開肉綻的同時，厚厚的脂肪層便有如海綿一樣血淋淋地翻開，也由於脂肪層對下面的肌肉及骨骼系統有保護作用，鬥劍士不致因受傷過重、身體太快報銷而退休，在滿足羅馬人嗜血的欲望，與投資者獲利之間取得了恐怖平衡。

為了讓鬥劍士更來勁，訓練者還會給予中樞興奮劑，讓吃素而體能較差的他們，在競技場上能生氣勃勃，其中最有名的就是番木鱉鹼（strychnine）。植物馬錢子所含的生物鹼能選擇性興奮脊髓，增強骨骼肌的緊張度，簡單地說，只要使用得當，能增加服用者的運動能力；如果使用過當，便容易造成角弓反張、肌肉強直收縮，甚至麻痺死亡。

歷史上沒有提到有多少鬥劍士吃了番本鱉鹼而命喪黃泉，但可以從文獻中得知，一九〇四年奧運的馬拉松選手湯瑪士・希克斯（Thomas Hicks），因服用白蘭地和番本鱉鹼的混合物而差點死亡。目前番木鱉鹼多做為毒殺老鼠及囓齒類動物的用藥，但醫療上依然有其特異性用途，它可以治療偏癱、癱瘓、注射鏈黴素引起的不良性貧血等，但由於排出體外緩慢，容易蓄積超過安全值範圍而發生中毒現象，因此大多為最後治療手段。

奧運復興，古柯鹼興起

古希臘羅馬時代，不管是奧林匹克運動會的選手，或是競技場裡討生活的鬥劍士，他們用以增加體能與表現的藥品，應該是現代運動員使用所謂「增強表現劑」（performance-enhancing agents）的濫觴。在時代潮流裡被遺忘之後，因法國男爵皮埃爾・德顧拜旦（Pierre de Coubertin）重新舉辦已消失了一千五百年的奧林匹克運動會，而逐漸「重生」。

一八九〇年，德顧拜旦這位出色的教育家與歷史學家，有機會參觀了希臘奧林匹亞山，那裡挖掘出古代奧林匹克運動會的遺址。深受感動的他認為宏揚古代奧林匹克的精神，可以促進國際體育運動的發展，於是在他努力奔走下，一八九四年國際奧林匹克委員會正式成立，自一八九六年開始，每四年舉辦一次奧林匹克運動會。相信每個人都同意這樣的運動會相當有意義，不只能促進世界和平及各國邦誼，也可以讓頂尖的運動員有同場較勁、一比高下的珍貴機會，爭取不只是個人，甚至是代表國家與民族的桂冠。可惜競爭難免會引起人性貪婪的一面，利用投機的方法取得必勝的把握，因此藉由外力與藥物來提升表現能力，自然會侵入神聖的比賽場地。

十九世紀末重新舉辦的奧林匹克運動會，正好迎上歐美新一波「致幻毒品」（narcotics）的濫用浪潮，為了表現得更好，運動員不免俗地使用了這些「藥品」，而其中就屬惡名昭彰的「古柯鹼」最受歡迎。古柯鹼是古柯葉最主要的萃取物，一八六二年由德國生化學家艾伯特・尼費（Albert Niemann）所萃取出來。它可以讓人提振精神、忘卻饑餓，甚至忘記疼痛，繼鴉片之後，很快變成讓人上癮的新寵。為什麼人類可以享用古柯鹼的神奇功能呢？這得從西班牙人登陸了美洲大陸，瓦解印加帝國說起。

據歷史學家的研究，南美洲印地安人早就知道古柯葉的妙用——嚼食之後可以增加力量，不會感到饑餓，甚至顯得更有男子氣概。可惜它幾乎由貴族把持，不是一般大眾可以隨意享用的，至於嚼食的方法和臺灣名產——檳榔有異曲同工之妙，古柯鹼和貝殼磨的粉（主要成分是碳酸鈣）一起嚼食效果會更好，和臺灣民眾喜歡將石灰與檳榔拌在一起使用的道理相似。

印加帝國滅亡之後，古柯葉變成平民百姓都可以享用的福利。西班牙人觀察到這種葉子的效用，利用來控制奴役的印地安人，據《拉丁美洲：被切開的血管》（*Las Venas Abiertas de América Latina*）作者愛德華多・加萊亞諾（Eduardo Galeano）所描述，十六世紀拉丁美洲的銀礦產地波托西（Potosi），每位被壓榨的印地安工人平均花在古柯葉的錢，和壓迫他們的西班牙人購買歐洲來的昂貴服飾差不多。據文獻紀錄，每年大約有一百萬公斤的古柯葉被送到波托西，教會的主教、修士還從古柯葉的什一稅裡得到可觀的收入。

這麼好用的東西，西班牙人當然不會輕易讓它流回歐洲，所以大抵在十八世紀之後，歐洲人才能好好研究這個植物，尤其是等到科學研究進步，尼費才能將主要成分「古柯鹼」萃取出來。

古柯鹼甫一上市，立刻大獲好評。它的作用強大，能讓精神愉悅、減低食欲，還有止痛效果，甚至減輕鼻塞症狀；由於使用方便，可以加入溶液裡，很快變成提振精神的藥物，或化身為鼻噴液及牙痛滴劑，有商人甚至將它加入酒裡成為養生藥品。例如一八六三年，名叫安傑洛・馬里亞尼（Angelo Mariani）的法國科學家，將它加入酒裡製成「Mariani's Peruviau Coca Tonic Wine」，不僅得到多位名人加持，還獲得教宗里奧十三世（Pope Leo XIII）的認可，將他的頭像放到廣告裡。

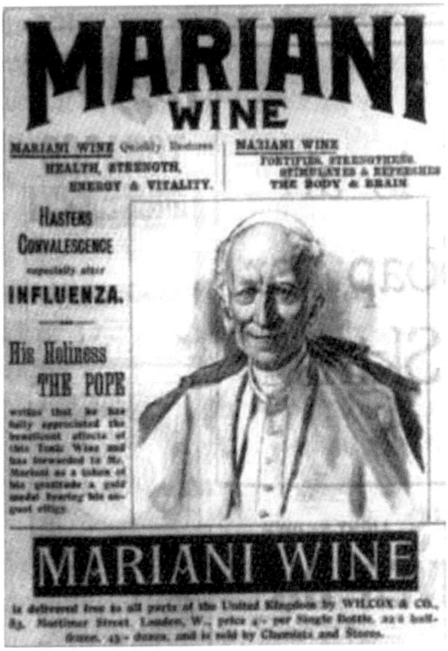

教宗里奧十三世的頭像出現在廣告上

當時古柯鹼在歐美社會裡有多風靡，可從下列例子看出端倪。各大都會的藥房，例如巴黎、維也納、倫敦、紐約都能輕易買到；而在酒吧裡，工人下班後最期待的，就是所謂的「藥物派對」（drug party）或「五點派對」（five o'clock party），在威士忌、香檳或任何飲品裡溶一點古柯鹼助興。藝文界也逃不了這股浪潮。最有名的莫過於《金銀島》（*Treasure Island*）和《化身博士》（*Dr. Jekyll and Mr. Hyde*）的作者史蒂文生（Robert. Louis Stevenson），這位不忌諱表示以鴉片來治療失眠的作家，使用了古柯鹼便無法自拔，因為抽鴉片比較麻煩，而且有昏昏沉沉的感覺，有興奮作用的古柯鹼讓史蒂文生輕易地愛上它。有人推論《化身博士》裡另一個令人厭惡的主角海德（Hyde），原型應該就是他自己使用古柯鹼後的描寫，才會如此充滿邪惡與暴力。

第二個有名的例子是英國作家柯南・道爾（Arthur Ignatius Conan Doyle）筆下的福爾摩斯（Sherlock Holmes）。他的作品《四簽名》（*The Sign of Four*）裡，就描述了這位聞名於世的大偵探，他在好友華生（John Hamish Watson）醫師面前，自己注射所謂「七%溶液」的古柯鹼，而且令讀者驚訝的是，福爾摩斯手臂上已針孔密布。

普羅大眾，甚至作家因古柯鹼而沉淪，醫師呢？我們從歷史的蛛絲馬跡中可以發現，有些人也不能倖免於難，擅長精神分析的大師佛洛伊德以及被公認為「現代外科之父」的霍斯德（William Stewart Halsted），終其一生都為毒癮所苦。

前面章節談到的可口可樂，目前仍在全世界販賣，是世界上最受歡迎的飲料之一。當時就是由鴉片成癮的藥師彭伯頓發明，商標中的Coca，就是用來告訴消費者其中含有古柯鹼。販賣二十年之後，古柯鹼變成違禁品，才將它從飲料裡剔除。

在這樣的背景下，可以想像一八九六年恢復舉辦的奧林匹克運動會，運動員一定也會加入這股濫用禁藥的浪潮。歷史學家說大概是從法國的自由車選手開始，他們利用古柯鹼做為增加體能的方法，激發出更大的潛能。當然並非只有古柯鹼成為運動員的選擇，舉凡可以做為興奮劑的藥物，都變成提升能力的混合物。每個人都有獨門的雞尾酒式配方，不外乎幾種主要成分如白蘭地、咖啡、古柯鹼，甚至是鴉片、海洛因等都被拿來利用。因為是不傳之祕，沒有人敢將自己的成分大剌剌地公布，免得讓別人知道這種「偷吃步」的行為。

一九二〇年代之前，嗎啡、海洛因、古柯鹼並未被列為毒品。為了想在國際舞臺爭取好成績，很多運動員幾乎淪為毒蟲；二次世界大戰以後，上述藥品逐步被管制，讓運動員急於尋找替代物，於是另一種明星藥物的出現，彷彿成為這些選手的聖杯。

安非他命成為運動員寵兒

我說的就是目前名列各國管制的毒品——安非他命（amphetamine），它的崛起與受運動員歡迎的程度，可能是一八八七年合成它的德國化學家拉扎・埃德利努（Lazăr Edeleanu）始料未及的。

剛開始安非他命沒有被當成藥品，但在多位科學家的實驗後發現，它具有緩解黏膜充血及支氣管擴張的作用，於是一九二七年，藥廠史密斯・克萊恩&法蘭區（Smith, Kline & French）將它做成吸入劑形式，以「苯丙胺」（Benzedrine）為名上市，做為緩解鼻黏膜的使用。沒想到隨著使用的人數增加，科學家很快發現苯丙胺有令人心情愉悅、認知能力增加、疲勞減輕和消除饑餓感的效果，於是它被做成藥丸，增加了用途，不只用於擴張支氣管，也用來治療小孩的嗜睡症。

人們慢慢知道苯丙胺有提神的功能，不只買來吸食，甚至藥瓶內浸過藥水的包裝紙條也不放過，有不少人把它捲成小球混入酒精與咖啡裡飲用。這種小球被暱稱為「Bennies」，一九六〇至一九七〇年代美國著名的搖滾樂團「地下絲絨」（The Velvet Underground）有一首歌叫〈White Light／White Heat〉，就是描述吃下這種小球混合飲料的種種反應。

安非他命流行的時間正值二次世界大戰，不管是同盟國或軸心國，前線士兵被配給安非他命，以應付高張力的攻擊行動，日本神風特攻隊隊員被強迫服用安非他命，也是同樣的道理。不難想像在二次世界大戰結束，戰士解甲歸田後，自然將安非他命各自帶回家鄉，促成另一波大流行。之後奧林匹克運動會復辦，也不難預期由它主宰全世界運動員的禁藥市場。直到一九七〇年代美國宣布安非他命為毒品之後，它才慢慢被新興合成的類固醇取代。

現在或許很難想像安非他命在當時被濫用的恐怖情況。一九六〇年八月二十六日的羅馬奧運會上，丹麥自由車選手簡森（Knut Enemark Jensen）忽然在一百公里計時賽場上昏倒，造成顱骨骨折，雖然馬上被送到醫院急救仍回天乏術。他是奧運史上第二位在賽場上猝死的選手（第一位是一九一二年在馬拉松競賽中死亡的選手，死因是中暑造成熱衰竭），歸咎其死因可能是當天的高溫，不過遺體解剖後發現簡森血液中有安非他命的成分，以使用所謂禁藥的標準來看，他是目前公認的第一條冤魂。

其次談到的是職業運動風行的美國，不難想像使用安非他命幾乎達到沉淪的地步。例如一九六九年美國職棒大聯盟聖路易紅雀隊（St. Louis Cardinals）的隊醫米多曼（Middleman），接受《運動畫報》記者吉柏特（Bil Gilbert）訪問時，曾眉飛色舞談到他以和「藥房同等級」的準備來替球員們服務：「我們經常使用安非他命……也用巴比妥酸鹽的藥物Seconal、Nembuta、Tuinal……也會用到抗憂鬱劑，如Tofranil、Valium。但不要以為我們是使用藥物的大本營，東岸和西岸的球隊用得更多。」

米多曼的發言指出藥物濫用不只有安非他命，舉凡其他的鎮定劑、抗憂鬱劑等，都可由他輕易提供。更重要的是這種藥物濫用的情況已不局限於零星運動員，而是為了達到勝利的要求，整個職業球隊使用禁藥、增強體能已是常態。至於有沒有影響健康，雖然當時不是那麼清楚，卻不是最重要的問題了。因為不跟著做，可能就會輸給別人。

雖然安非他命帶起運動員另一波濫用藥物的高潮，緊接著有更多人沉淪，而照顧他們的醫療人員殆忽職守，甚至為了加強作用，混合使用不同效果的藥物，尤其在一九五八年合成類固醇（steroid）問世之後，這些人似乎找到了萬靈丹。

運動員、政治人物喜愛的合成類固醇

合成類固醇的問世多虧美國醫師齊格勒（John Bosley Zeigler），他是一位熱愛塑身及舉重運動的選手，一九五四年擔任美國舉重隊的隊醫，一起去維也納比賽。比賽空閒時，他與俄羅斯隊醫把酒言歡，對方不斷問他：「給舉重選手用什麼特別處方？」齊格勒沒有特別的藥方，於是反問對方。

俄羅斯隊醫並不藏私，說他提供睪丸酮（testerone）給隊員。回到美國後，齊格勒自己試著服下低劑量的睪丸酮，發現體能力及持久度都有增加。但是睪丸酮的副作用會傷害健康，齊格勒決定自行研究藥物。最後在希巴（Ciba）藥廠幫忙之下，合成了第一種類固醇「大力補」（Dianabol），並於一九五八年在美國上市。

齊格勒給整個美國舉重隊服用大力補，但在一九六〇年羅馬奧運會還是輸給蘇聯代表隊。他知道失敗是因給予劑量不足，但並沒有昧著良心，繼續給舉重隊員增加劑量。因為從動物實驗得知，如果要達到驚人的效果，得提高劑量二十倍以上。可惜其他運動員或隊醫沒有這樣的警覺性，大力補問世之後，愈來愈多人發現不管是單獨使用，或是加入之前雞尾酒式藥單裡，都可以讓運動員更強壯、更具爆發力，達到令人意想不到的效果。誠如一九六〇年代叱吒美國足球界的「聖地牙哥電光隊」（Chargers，現已搬到洛杉磯），其體能教練羅伊（Alvin Roy）每天在隊員早餐裡加入粉紅色的小藥丸，而隊員不知道那是大力補，結果他們成為第一支由類固醇打造的球隊，不只在聯盟裡以十一勝三敗的戰績打入超級盃，還在決賽裡以五十一：十痛宰對手波士頓愛國者隊。

你可能會覺得不可思議，但在那個時代，運動員和醫師都不知道亂吃藥所造成的風險，連政治人物也是此道的愛好者。據歷史學家透露，為了維持體能與形象，加上保持專注力，約翰・甘迺迪（John F. Kennedy）擔任美國總統期間，更是靠著私人醫師雅可布森（Max Jacobson）給予安非他命和類固醇，撐過大大小小的公開場面。

有人可能認為我所敘述的故事有很大的疑問：一是當時的人們都瘋了嗎？二

是掌管國際體育賽事的組織都瞎了眼嗎？

回答這兩個問題之前，我們必須去除事後諸葛的盲點，才不會有思考謬誤。一九七〇年代前，雖然了解服用那些提升表現能力的藥物有危險，但有什麼危險，確實沒有大規模的科學論證可以參考。運動員知道利用禁藥可以提高表現，讓身體變強、變壯，也是為了討生活；而另一方面也顯示，舉辦國際賽事的組織除了提供獎金與名聲外，對這些利用「捷徑」的選手沒有什麼約束力，也無從監督，雖然早在一九二八年，國際運動員聯盟（The International Athletics Federation, IAAF）曾想明令禁止運動員為了比賽而服用藥物，只可惜幾十年過去，成效始終不彰。

和多數執政者一樣，總要等出了人命才會得到檢討與整頓。一九六七年環法自行車賽場上，曾被英國國家廣播公司選為一九六五年年度運動風雲人物的英國自行車選手辛普森（Tommy Simpson），因服用了過多安非他命與白蘭地混合物而在比賽中身亡。辛普森的死終於促成國際奧委會成立了相關醫療委員會，誓言對抗運動員不當服用藥物的情況，並且首度將興奮劑、麻醉性及合成類固醇列為禁藥，之後逐步擴大禁藥範圍，如睪丸酮（一九八三年）、咖啡因（一九八四年）、乙型阻斷劑（B-blocker）、利尿劑等，截至二〇一六年公布資料顯示，被列為禁藥或方法的總共有三大類、十四項，琳瑯滿目，不勝枚舉。

這些藥物或方法被列入禁止之列，正是運動員與國際組織不斷鬥法的結果。不過「道高一尺，魔高一丈」，從一九六八年到現在，發生不少有趣或不幸的事情。一九八三年泛美運動會，由於監測禁藥的檢驗方法愈來愈進步，事前得到通知的美國隊選手以各種理由退出比賽，其他國家心虛的選手聽到風聲也跟著打道回府，也有些存著僥倖心理的選手繼續參賽，其中有十九個人被揪了出來。與國際體育組織鬥法的人當中，許多名將紛紛中箭落馬，例如一九八八年漢城奧運百米金牌得主、加拿大選手強森（Ben Johnson）因使用禁藥類固醇Stanzolol被拔掉金牌。可惜他不知悔改，一九九三年因再次檢驗出禁藥成分，被終身禁賽；而強森的同袍隊友、加拿大滑雪板金牌得主雷巴格利地（Ross Rebagliati）被檢測出大麻而繳回一九八八年冬季奧運的金牌。其他名將如英國短跑女子好手莫達爾（Diane Modahl）、美國職棒大聯盟單季七十發全壘打締造者馬怪爾（Mark McGwire）、瑞典五項好手李恩沃（Hans-Gunnar Liljenwall）等運動選手都被查出使用禁藥，簡直「族繁不及備載」，如果將涉及禁藥的人編成一本索引，可能真的是「罄竹難書」。

各個國際體育組織在國際奧委會邀請下，一九九九年二月二日到四日，群聚於瑞士洛桑（Lausanne），商討對付禁藥的方法。不只公布了重要的《洛桑宣言》（Lausanne Declaration on Doping in Sport），更促成世界反禁藥組織於該年成立。上述宣言揭櫫六個目標，最重要的當然是運動教育與防止禁藥使用，惟有如此，才能維持競賽的公平性與透明原則，保障運動員的健康與未來。

拒絕以生命換取表現的誘惑

誠如一九九一年七月分《運動畫刊》的封面故事，以「我說謊」（I lied）為標題，前美式足球運動員奧爾薩多（Lyle Alzado）在職業運動生涯裡，大量使用類固醇與生長激素近二十年之久，而且每年大約花費三萬美元。接受訪問時他已罹患腦瘤，最後於隔年五月十四日辭世，令人難過。

《洛桑宣言》的另一個目標是訂定了《奧林匹克活動反禁藥規範》（*Olympic Movement Anti-Doping Code*），將運動比賽中使用禁藥（doping）界定為一種對運動員有危害或能增加成績的手段，而且不管是使用藥物或方法，或在運動員體內存有禁用的物質，或有證據顯示運動員曾使用禁用物質或禁用方法。據此成立的WADA在經驗累積之後，訂了前面所提的三大類、十四項的禁藥，雖然某些持相反意見的運動員、醫療人員甚至是政府組織批評WADA為濫權的太上皇，但大部分輿論和我的想法一樣，都認為如此嚴格執行標準，才可以維持運動場上比賽的公平性，並延長運動員的職業生涯與壽命。

宣言第三項訂下了違反禁藥使用的罰則。第一次發現至少要退出運動比賽二年，若再犯就必須付出更大代價，當然此舉不是只有針對運動員，對於提供禁藥的教練與團體有同等效力。我們可以看到運動員在各個體育組織內被禁賽，或是繳回不當使用禁藥得到的榮譽，沒有人會替他們感到惋惜。

至於宣言第四到六項，除了促成WADA的成立，也明令國際奧會在內有關的大型國際組織的責任，不只監督，更要對於年輕運動員的教育與健康追蹤，提供更多支持，尤其必須整合科學研究、訂立相關法律，以期滅絕運動場上禁藥的使用。

看到那麼多運動員知法犯法、祕密使用禁藥也不用太訝異，畢竟這是一種「貓捉老鼠」的遊戲。只要高額獎金持續存在、有名留青史的機會，全世界的運動員就有如卡通《航海王》裡吃了惡魔果實的能力者一樣，前仆後繼地到偉大的航道上找尋海賊王哥爾羅傑口中的大祕寶。耗去畢生心血求得「名」與「利」，即使是使用不正確的方法來燃燒自己的小宇宙，大概也會義無反顧、一聲不吭吧！莎拉波娃也是屬於吃了「惡魔果實」的運動員之一罷了，終究會被世界潮流所淘汰。

文章結尾，想以一篇二〇一五年發表在《英國運動醫學期刊》的文章來為我們所關心的議題做註腳，學者凱地尼（Kettunen）等人統計了五十年的英國國家資料顯示，有名字備查的頂尖運動員，只要沒有吸菸的習慣，往往比普羅大眾多活五到六年之久。二千三百多位被學者稱為「菁英運動員」（Top Elite）的原因，不只能力過人，其潔身自愛的修為更使人欽佩，打破「運動員比常人短命」的迷思，更提醒全世界的運動員誠實、乾淨地參加比賽。得到健康，也得到人們的尊敬。

延伸閱讀

1. Spasov AA, Kovalev GV, Tsibanev AV. "Method of studying the effects of pharmacological substances on work capacity of animals in hypobaric hypoxia." *Biull Eksp Biol Med*. 1990 Aug; 110(8): 164-6.
2. Laskova IL, Uteshev BS. "The Immunolomodulating action of energizing preparation under physical loading." *Eksp Klin Farmakol*. 1995: Mar-Apr; 58(2):44-7.
3. Petrova VV, Petrov AA, Rukavishnikov IV. "Cytoprotectors and their application in sports medicine." *Med Tr Prom Ekol*. 2013;(9):22-6.
4. Susan P. Mattern. "The Prince of Medicine: Galen in the Roman Empire." *Oxford University Press*. 2013.
5. Jack Moore. "A Brief History of Performance Enhancing Drugs." Sep. 2014 https://sports.vice.com/en_us/article/xyjkez/a-brief-history-of-performance-enhancing-drugs
6. Justin Peters. "The Man Behind the Juice" http://www.slate.com/articles/sports/sports_nut/2005/02/the_man_behind_the_juice.html
7. Bartels EM, Swaddling J, Harrison AP. "An ancient Greek pain remedy for athletes." *Pain Pract*. 2006 Sep; 6(3): 212-8.
8. 蘇上豪（2014）,〈被濫用的局部麻醉藥〉,《鐵與血之歌》。新北：大邑。
9. Thevis M, Kuuranne T, Geyer H, Schänzer W. "Annual banned-substance review: analytical approaches in human sports drug testing." *Drug Test Anal*. 2017 Jan; 9(1): 6-29.
10. Kettunen JA, Kujala UM, Kaprio J, Bäckmand H, Peltonen M, Eriksson JG, Sarna S. "All-cause and disease-specific mortality among male, former elite athletes: an average 50-year follow-up." *Br J Sports Med*. 2015 Jul; 49(13): 893-7.

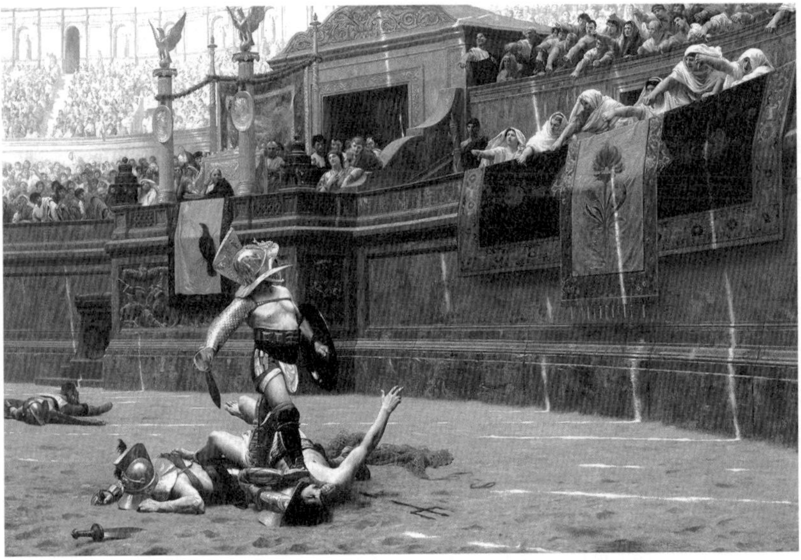

尚・里奧・傑洛姆所繪之《鬥劍士》

chapter 9

救命配方

魚目混珠的處方藥

二〇〇三年四月，美國有位服用立普妥（Lipitor）的病患，向生產該藥的輝瑞公司（Pfizer）抱怨，藥的味道很苦，而且很快就在口中溶解，和之前得到的處方藥相去甚遠。於是輝瑞公司將該患者所持有的立普妥拿回去化驗，發現了可怕的事。原來他所服用的立普妥裡面，雖然有部分真的藥品，但也不乏偽藥成品在其中。於是輝瑞公司立刻從市場找回立普妥化驗，證實好幾個批號產品出現相同的問題。

了解事態嚴重性之後，輝瑞公司向FDA及司法單位報案。接著五月分在FDA官網上，發布了重大訊息，那就是某些批號的立普妥是偽藥，要美國民眾盡快繳回這些有問題的商品，免得治不了病又傷身。

經過檢方抽絲剝繭，仔細調查了來龍去脈，最後起訴了藥物批發商羅森伯格（Richard Rounsborg）、納薩（Albert David Nassar）和其他十多名共犯，罪名是涉及立普妥的偽藥製造及販售，甚至是提供「被竊」的立普妥銷贓管道。檢察官的起訴書中載明，這些人犯相關犯罪金額達四千二百萬美元。

當中有一位住在邁阿密的古巴裔人士克魯茲（Julio Cesar Cruz），被檢方指控是販賣這些不實標示偽藥的重要經銷商。整個集團是透過他把不符規定的立普妥銷往美國其他數州的藥局；而且克魯茲販售藥物的經銷商執照，是他以一千美元的代價買來的偽造證件，因為他有持有毒品的前科，若依照正常管道申請，根本沒有機會可以販賣藥品。

檢方的調查指出，這批藥品真假混雜的原因，是羅森柏格等人在南非買到真正的立普妥藥品，層層轉運到南美洲的波多黎各，在當地藥廠和偽藥混合加工；再運回美國交由羅森柏格的藥廠重新包裝，最後流入市場，合法在藥局內販售。

為了消除大眾的疑慮，當年市場流通的立普妥都受到大規模檢驗。根據統計，美國FDA回收了將近一億四千八百萬顆立普妥，在該年度開出的六千九百萬筆處方中，占有一定的比例。二年之後，FDA又發布要回收某些批號的立普妥，只是這次的主角換人了。原來英國政府透過告密者提供的資料，發現來自荷蘭經銷商的立普妥也是偽藥，這批藥物同時還透過網際網路販售，FDA怕美國公民到歐洲旅遊時會購買，抑或在網路下訂單、買到偽藥，才跟著英國政府公布這批有問題序號的立普妥。

簡單說，立普妥是用於降低血脂（lipid-lowering）的藥物「史達汀」（stain）。很多醫學研究證明它能降低患者的血脂，從而減少心血管疾病的發生率及其併發症造成的影響。在今日文明病叢生的世界，對那些心血管疾病的高危險群患者而言，有如暗夜的明燈。相對於第一代的史達汀如「辛伐他汀」（Simvastatin，商品名為Mevacor或美乏脂）等，立普妥是更具療效的降血脂藥。它在一九八二年由華納—蘭伯特（Warner-Lambert）藥廠的化學家羅斯（Bruce Roth）所合成，他發現此藥有無窮潛力，於是說服藥廠將它投入昂貴的人體試驗。經過多年努力，由於臨床藥效卓著，一九九六年得到專利並獲得FDA准許上市。

輝瑞公司看出立普妥的潛力，於是透過交易、付出一大筆讓渡金，讓立普妥專利及其販售改由他們主導，事後證明其眼光的確深遠而獨到——有人做過統計，光是一九九六年到二〇一二年的專利期之間，立普妥的全球銷售金額大約是一千二百五十億美元，其利潤堪稱是輝瑞藥廠的「金雞母」，在全盛時期它甚至為藥廠貢獻了五十％的獲利。

看了立普妥的簡史，相信不難了解為何羅森柏格等人會費盡心機、策劃了大規模的偽藥販賣，因為其中潛藏了太大的利益。不過讀者可能想問，在藥品監控如此嚴謹的美國，為何還會產生那麼大的漏洞？道理其實很簡單，說美國人「自食惡果」也不為過。

制度漏洞，造成用藥安全的缺口

首先談到健保制度，美國不像臺灣是「包山包海」；患者看診完，不一定要在醫院或診所內接受藥師調劑而拿到藥物。只要有醫生的處方箋，患者可以到任何一家合格藥局拿藥，甚至可以自己在網路上購買比較便宜的藥物，以減輕經濟負擔，這也是許多美國華僑回臺拿藥的原因。他們長年定居美國，往往利用返臺期間，憑著自己的藥單要求臺灣醫師開出處方上的藥物，此外還會額外自費購買足夠的量，帶回美國。因為臺灣藥物的價格不若美國自由市場機制，各大藥廠的專利藥為了適應臺灣健保制度，無法漫天要價，不得不在食藥署威脅利誘下，降價進入臺灣市場。

上述做法是臺灣政府掌控健保費用不會膨脹、暴衝的手段，同時有其正反面的影響。好處是諸如近來治療C型肝炎的藥物，為了能夠來臺上市、爭取績效而低頭，大幅減少了價格，以配合政府的美意；而壞的方面就是因為健保局訂了「同成分及同品質給付同價格」的「藥物三同」政策，失去專利期的「原廠藥」（brand-name），因不敵價格較低廉的「學名藥」（generic drug），紛紛退出臺灣市場，即便消費者願意購買這些原廠藥，也不見得買得到。

羅森柏格利用合法掩護非法的方式販賣偽藥，除了美國健保制度推波助瀾，更重要的原因是為了降低成本。這些擁有專利藥物的藥廠，不在美國製造這些藥，而利用成本低廉的海外據點成立工廠，獲利便可以加大——羅森柏格就在南非買入真正的立普妥，南非也是目前為知名藥廠代工的三個根據地之一，另外兩個是中國及印度。於是南非不僅是正牌藥物的出產地，當地參與藥物生產的商人也動起了歪腦筋，把品質低劣的正品，甚至是偽藥，透過相同模式滲透進全世界。

出了美國，情形也好不到哪裡去。根據WHO的官方資料指出，二〇一一年全非洲最大的藥品市場奈及利亞，其中六十四%的抗瘧疾藥物是假貨，而假貨中的七十%來自印度和中國。這也難怪在二〇〇七到二〇〇八年之間，由巴斯特公司（Baxter Healthcare）提供美國洗腎患者使用的抗凝血劑「肝素」（Heparin），造成一百多人死亡。其主要原料來自於中國大陸的長州，調查報告點出，這批藥在送到美國之前，應該就已經受到汙染。另外更誇張的故事發生在二〇一二年，羅素藥廠在美國販賣的抗癌藥物癌思停（Avastin），年銷售額超過二十五億美元，卻被發現裡面沒有任何可以治療癌症的成分。追溯其源頭後發現，是一個土耳其供應商經由英國進口之後，再轉手運到美國。雖然沒有任何病人因為假藥而發生任何事故，卻也曝露全球假藥輕易流竄所造成的問題，即使號稱全世界最嚴謹的FDA，有時也防不勝防。

臺灣「冠脂妥」造假事件

相信讀者對於二〇一七年三月發生在臺灣的「冠脂妥」（Crestor）造假事件不

陌生，而在此我不稱作「偽藥」有其原因，後面會有所解釋。有醫技背景的潘姓嫌犯因為曾經營藥品出口，熟悉臺灣藥品管銷的流程，於是看上了「冠脂妥」。這款專利藥在臺灣有高達五十七萬人服用，他心生歹念，想製造偽藥來販售以獲取暴利，於是從二〇一六年起就在地下工廠生產造假藥物。根據其筆錄，生產假藥除了想多賺一點錢，另外就是注意到冠脂妥雖然藥價不斐，防偽的功夫卻不是很高明。

事件一發生，全臺陷入藥品回收的緊張氛圍中，但我不得不佩服兩件事：一個是這件事能被揭發，並非生產它的藥廠阿斯特捷利康公司（AstraZeneca）精明，而是服用它的民眾覺得有異，將藥拿到社區藥局詢問藥師，才被看出其中的破綻，進而查出整起事件。

另外，我也有點佩服潘姓嫌犯，不知道他是有小聰明，還是存有一點良心。他用來偽造冠脂妥的原料不是別的，而是專利期過後價格丕降的降血脂明星藥物——立普妥。換句話說，民眾若吃下這批假藥，依然能獲得該有的效果；因此整起藥物造假事件在發生一年多後，才被警覺性高的患者找到可疑之處。所以我前面才說冠脂妥的回收事件，我會稱它「造假」而非「偽藥」。因為偽藥指的是一點都沒有療效的替代品，其成分可能還會害人，而潘姓嫌犯製造的假藥仍有降血脂的功能，主成分就是在專利有效期間內，被仿冒得轟轟烈烈的立普妥。

事發之後我看到一個有趣的現象是，官方及媒體不斷用「偽藥」的標題來提醒消費者；而製造立普妥的輝瑞藥廠則召開記者會喊冤，表示立普妥不是偽藥，它不僅有降血脂的效果，同時也有充足證據顯示它能降低高危險患者的心血管疾病。輝瑞藥廠的記者會讓我很難停止發笑的欲望，因為他們只講了一半的實話，沒有說的就是立普妥的專利特許期已過（二〇一一年底截止），造成它價格比較便宜，效果當然也比新一代的冠脂妥差一點——尤其輝瑞藥廠不想說的是冠脂妥防偽效果不好，也容易被仿冒。從歷史的發展得知，輝瑞藥廠出產的明星藥被偽藥集團模仿到怕了，從早期的立普妥，到新近的「威而鋼」（Vigra），在包裝上輝瑞公司不僅花了很多心思防偽，而且為了能有效杜絕仿冒藥品的流通，它在各國境內以及網路買賣上，都有人員隨時盯哨，如果有什麼可疑的事情發生，不僅會早期介入，對於違法事件也會立刻通知各國的執法單位查緝，和其他藥廠相比，算是善盡企業的責任。

這次潘姓嫌犯的手法，並非是以很低的價格誘導診所及醫院購買，其手法和美國羅森柏格一樣，是以合法的管道來銷售偽造的藥物，這點和之前在臺灣發生的案件不同。例如在二〇〇七年，臺灣也曾發現高血壓藥「脈優」（Norvasc）及其他熱銷藥物的偽藥事件，犯案的羅姓主嫌是從對岸進口不具任何療效的偽藥，再到臺灣分裝，之後以低價兜售，因此刺激製造它的藥廠做出藥品防偽包裝來改善此一問題。

為了杜絕這種高價藥被低價藥替代，衛福部食藥署開始防堵的措施，在二〇一七年四月二十日公告血液製劑、疫苗和肉毒桿菌等三大製藥品列入追蹤系統，還增加二十個高使用量與高金額之藥品（含冠脂妥），必須有可追溯與追蹤的申報規定，不過這樣的做法會成功嗎？從我前面談到FDA的故事，讀者應該能知道答案。

而第三項課題需要我們嚴肅面對。為了杜絕政府口中的「藥價黑洞」，衛福部這幾年努力推行藥價三同政策，很多人不明就裡，不曉得這葫蘆裡賣的是什麼藥？其實簡單說，就是原廠藥在專利期保護過後，就和學名藥一樣沒有特殊待遇，會得到相同價格的給付。什麼是「學名藥」？依據WHO的定義，原來保有專利的藥物在其保護期失效之後，任何藥廠只要能製造出專利藥同成分與效力感覺的藥物，就可以稱之為「學名藥」，以區別於原開發廠的「原廠藥」。

至於學名藥為何得以受到重視？美國健保制度由於費用逐年膨脹，其中又以支付享有專利的原廠藥為大宗，為了撙節支出，美國政府經過多年努力，以國家之力為便宜的學名藥做後盾，避免原廠藥在專利過後仍壟斷市場，藉此行動以降低藥費支出。因此FDA自豪地在其官網上宣布，僅二〇一〇年期間，憑著學名藥的貢獻，已經降低八十%至八十五%的藥費支出，換算成金額，大約省下了一千五百八十億美元，平均一星期就減少支出三十億美元。

只是上述的節省並非單靠學名藥的力量。美國健保不若臺灣幾乎全包，民眾須負擔額外的藥物費用，所以當我們的衛福部要以「藥價三同」來維持品質時，不僅是普羅大眾，連我都覺得有太多問題要克服，為了讓學名藥順利進入市場，美國人可是經過了一段陣痛，其中還出現不少弊端，才能達到今日的境地；而臺灣沒有相同的努力及如ＦＤＡ嚴謹的監測機制，要單方面以價格遏止費用膨脹，其後果如何，有待時間考驗。

學名藥與原廠藥之爭

二〇〇三年美國的夏爾藥廠（Shire Pharmaceuticals）對巴爾製藥（Barr Pharmaceuticals）提出了訴訟案件，原因是巴爾製藥針對注意力不足過動症（Attention Deficit Hyperactivity Disorder. ADHD）所出產的學名藥，不管在形狀、顏色與劑型，幾乎都模仿了夏爾製藥公司的原廠藥「阿德拉」（Adderall），容易讓消費者產生混淆，以為是同一產品。這件為了維護商譽與藥品特異性的訴訟，美國法院裁定由巴爾製藥公司勝訴。因為阿德拉已過了專利保護期，所以其藥品有關的「商品包裝」（trade dress），法官認定不包含外觀與劑型。

從判決的結果來看，讀者可能覺得相當合理，因為原廠藥一過了壟斷的「專利期」，照理來說，誰都可以和它相同成分的學名藥申請上市；既然不禁止出產，把學名藥做得和原廠藥相似，理論上也是可行，尤其藥物外觀似乎和智慧財產權扯不上邊。上述觀點和上世紀初美國政府開始注重商品的理念不謀而合。例如在一九二〇年代，美國立利藥廠（Lilly）出了一款糖漿「可可奎寧」（Coco-Quinine），其中就把治療瘧疾的奎寧和可可（即產品名中的coco）混在一起上市，結果沒有多久，另一家公司如法炮製，發表了一款相同的藥品，並以「Quin-coco」的名稱出產。不甘被模仿的立利藥廠向法院遞狀控告，可惜卻栽了觔斗，法官認為立利公司的商品並不屬於智慧財產的保護範圍，因為它出產的藥品，充其量只是奎寧裡加了可可糖漿，看不出商品的獨創性。另一個有名的例子，發生在一九五〇年代，佩普脫—比斯莫爾公司（Pepto-Bismol）出產了一種粉紅色的胃乳，號稱可以治療胃酸過多和脹氣，目前仍在網路上販賣。因為怕被模仿，該公司以「粉紅色」包裝的治療價值申請專利，卻沒有得到政府認可，最後只得向法院訴願，結果一樣沒有通過。

前面提到的兩件藥品之所以想提出專利保護，或許和美國政府保護的「商品包裝」許可有極大的關係。例如可口可樂或其他知名商品如Levi's牛仔褲等，其商標原創性就屬智慧財產權保護的範疇，若有任何人模仿，都必須遭受侵權的法律訴訟，但這個概念並沒有在藥物市場上得到法律認同。

然而情況在一九七〇年代後改觀。由於醫學進步，加上各大藥廠投入各項疾病的治療研發，受到專利保護的原廠藥愈來愈多。在原廠藥上市前，各藥廠會連藥品外觀、劑型等一起申請專利保護，而且美國政府也買單了，於是藥品的「商品包裝」開始受到專利保障，最有名的例子莫過於一九七九年SK&F藥廠對普瑞莫藥廠（Premo）的訴訟案。

普瑞莫藥廠以相似成分模仿了SK&F的利尿劑「Dyazide」，兩款藥不管是顏色、形狀、劑量都相近，而法院判定普瑞莫藥廠敗訴，最重要的原因是它的品質不若「Dyazide」好，自然成為法官的眼中釘，欲除之而後快。不過法官對於普瑞莫藥廠的判決，在該時代具有指標意義。因為此時製藥的技術突飛猛進，加上疾病治療範疇愈來愈廣，不少具有專利的原廠藥致力於保護其智慧財產權，甚至也是為了防堵不肖商人以品質拙劣的學名藥欺瞞大眾。法律上保障專利的方式不限於主要成分，商品包裝也在保護範圍內，所以日後類似SK&F藥廠與普瑞莫藥廠之間的訴訟，法律判決對原廠藥有利是無庸置疑的。

上述的故事說明，美國法官和民眾的邏輯都認為學名藥是路邊攤的品質，效果和原廠藥不能相比，關於這點我認為美國政府的藥品政策也是幕後推手。一九六二年之前，美國的新藥只需證明其安全性即可上市，而學名藥甚至只要藉由文獻資料證明其安全性（即俗稱paper NDA）。可是基於安全性及有效性的考量下，一九六二年美國國會又修法加入對藥物「有效性」的要求，於是新藥必須同時具有「安全」及「有效」的科學認證，FDA才會許可上市。

可想而知，利潤較低的學名藥無力負擔大規模的臨床試驗，若能通過大抵也是與原廠藥有段差距，自然SK&F藥廠與普瑞莫藥廠的訴訟，法官會比較優惠原廠藥那一方。但之後有個嚴重的情形發生了。在一九六〇年一九八〇年之間，有接近一百五十種原廠藥的專利期已過，可是並沒有學名藥廠商願意接手製造，因為他們若將學名藥的人體試驗做到FDA要求，基本上已經無利潤可言，難以和原廠藥相抗衡。

於是美國原廠藥在專利期過後依然壟斷市場，甚至價格也不輕易調降，自然造成美國醫療保險沉重的負擔，因此一九八四年，由加州參議員亨利．魏克斯曼（Henry Waxman）及猶他州參議員歐林．海區（Orrin Hatch）主導下，通過了《藥物競價及專利權恢復法案》（Drug Price Competition and Patent Term Restoration Act），亦即俗稱的海區—魏克斯曼法案。法案的精神很簡單，一方面鼓勵學名藥不需負擔高昂的研發費用，可以用極低的價格在原廠藥專利期過後，搶進醫療市場；另一方面，在專利期的計算方面，也透過某些追訴與保護的措施，鼓勵與補償原廠藥開發商的利益。

對於學名藥的上市，只要製造商證明它與原廠藥「新藥申請」（new drug application）時具有相同的成分、劑型、藥效及生物相等性（bioequivalence），法案即授權FDA通過學名藥公司的「簡略新藥申請」（abreviated new drug application, ANDA），該學名藥可冠上與原廠藥相同的名稱，另外法案也允許學名藥公司在專利期到期前就提出申請，以縮短學名藥上市的時間。

我想不需在此繁冗與仔細地解釋許多學理名詞，以說明學名藥如何簡化上市流程。因為不只民眾，即便是專業人員也有人覺得學名藥似乎不如原廠藥，誠如服務於加拿大安大略省處理癌症化學藥物的藥劑師史考特・加維拉（Scott Gavura），他也提出自己的專家論點，對「學名藥藥效可以等同原廠藥」存疑。首先，原廠藥的臨床試驗是大規模使用於患者身上，但是學名藥上市前，通常只是找一些健康的人吃藥，之後畫出血清中的藥效分布圖，以符合所謂「效果相同」。關於這一部分，我查了臺灣以美國FDA規章為圭臬而訂的《藥品生體可用率及生體相等性試驗準則》：學名藥上市前，只要完成「以自願健康成年人為對象，至少應有十二人」的人體試驗即可，如加維拉所言，學名藥試驗的規模及證據讓人難以完全信服。

其次，加維拉認為學名藥在健康成年人身上做出「生物相等性」的結果，應該只是「生物相似性」（biosimilar），無法真正代表它同「原廠藥」。臺灣法令規定（和ＦＤＡ一樣），學名藥的生物可用率參數只要符合九十％的信賴區間，原則上介於〇．八到一．二五之間即可。說白話一點，吃下該藥的血中最高濃度只要在原廠藥八十％到一百二十五％之間，就算符合安全性。

最後，也是加維拉所擔心的，學名藥只有主要成分和原廠藥相同，但是其製程可就不盡相同，這點原廠有權不公布；所以和主要成分結合之填劑（filler）、稀釋劑（diluent）及賦形劑（excipient）等也不盡相同，在效力的發揮上是否會和原廠藥一樣就值得商榷。

加維拉指出的重點，是以藥師的專業來看學名藥與原廠藥的不同之處，以及美國ＦＤＡ為了它所開的方便之門，但是普羅大眾除了擔心這個，有時還會被其他的重要新聞所驚嚇。

例如一九八九年，ＦＤＡ掌管學名藥申請流程的三名官員被指控收賄，原因是有間米蘭實驗室（Mylan Laboratories Inc.）擔心，自己學名藥送件會被ＦＤＡ藉故拖延，於是聘請私家偵探調查，卻意外發現以查爾斯．張（Charles Y. Chang）為首的三名官員，收了四家藥廠七萬八千美元不等的賄賂，此司法案件纏訟好幾年，有位學名藥廠的主席還被判了重刑。

除了人謀不臧外，學名藥的廣大市場，也是心懷不軌藥廠所垂涎的目標。如同前面談到為了節省藥物成本，很多藥廠將代工廠建於第三世界國家，所以在二〇一三年，學名藥不免俗也發生造假事件。一家名為藍伯希（Ranbaxy）的藥廠，在遭到調查後向美國政府坦承違法。原來他們銷往美國的學名藥，不管是藥物測試的結果，或是副作用及不良反應的比例都是偽造，自然送到美國的也是「偽藥」，因此認栽繳交五億美元的罰款。

事件之後，美國FDA迫於來自內外的強大壓力，他們宣稱內部對於學名藥的管控流程已經做了更嚴謹的措施，同時也表示大約九十五%的學名藥是安全合法的，預留五%的空間可能是官員的極限——對於每年數以千計的學名藥申請，即使人力充足的美國也只能示弱，免得出錯了又會有人倒楣。

讀者們以為五%很多嗎？其實讓FDA焦頭爛額的不只這些。如果以「偽藥」（counterfeit medicine）為關鍵字上FDA的官網查詢，可以看到多如牛毛的警示及違規藥物。這點臺灣也不遑多讓，衛福部官方網站舉報的違規食品及藥品、化妝品廣告，單單二〇一七年六至八月就舉報了八百四十四件，雖不是偽藥，但也是各種誇大不實具有療效的產品。

前述都是談到供給端或主管機關在學名藥上的負面評價，也有關於消費者相關的研究嗎？答案是肯定的，底下就有兩篇大規模的文獻給大家參考。

第一篇是發表於二〇一三年的《美國內科學雜誌》（*JAMA Internal Medicine*），由學者凱瑟爾海姆（Aaron Kesselheim）在布萊根婦女醫院（Brigham and Women's

Hospital）對於癲癇患者所做的研究，在總數為一萬一千四百七十二位的患者群中，他發現單單改變藥物的顏色，就造成了一．二七倍病患自動停藥，使得其癲癇的發作提高了一．五三倍。

另一篇二〇一四年發表於《內科醫學年鑑》（*Annals of Internal Medicine*）的研究更可怕，發現從二〇〇六到二〇一一年間，一萬一千五百一十三位因為急性心肌梗塞治療後出院的病人中，僅因藥物的顏色改變，就有高達三十四%的患者自動停藥，而藥物的形狀改變就讓六十六%的患者停止服用藥物。

我們可以了解，不管是民眾或學界，對於學名藥的上市都抱著不樂觀的態度，但真實的世界是如何？雖然加拿大藥師加維拉不信任學名藥，不過他也不得不提出來，很多具有公信力的醫療機構及學術單位對於心血管藥物、抗生素、胃潰瘍製劑、抗癲癇藥物所提出的報告，不少都符合實證醫學，而且學名藥不管是製劑成分、人體實驗，甚至是臨床使用效果，都不比原廠藥效果差。有趣的是，僅有少數的文獻指出某些學名藥會稍差一點，然而學名藥眾多，這樣的比例只能算是冰山一角。

因此ＦＤＡ對於學名藥的推廣是信心十足，連帶歐洲國家也開始追隨。這也無怪前面提到二〇〇三年夏爾製藥公司和巴爾製藥公司的訴訟，顯見法官對於原廠藥的保護已不若一九七〇年代那般絕對，學名藥可以堂而皇之以模仿但不「全抄」的手法，製造出看起來像原廠藥的產品。

正確用藥，為自己的健康把關

也許是基於上述概念，醫療保險不若美國的英國，正推出一種統合的方法：利用顏色管理包裝、劑型參差不齊的學名藥。雀屏中選的是治療氣喘的藥物，治療急性氣喘的「支氣管擴張劑」，包裝就是藍色；預防氣喘的類固醇就必須是棕色或橘色。如此做還有一個好處，就是患者的用藥安全可以受到保障，使用前不需要再確認包裝上的藥名。美國雖然沒有像英國那樣硬性規定，但是已經著手在眼科用的滴劑導入規範。也是依色彩分辨散瞳、降眼壓、抗生素或類固醇藥水，不僅便於管理，也解決患者誤認的問題。

偽藥無法杜絕，即使是先進國家也難逃其魔掌。製造偽藥獲利高而且罰則輕，而且處在醫療照護較好、平均餘命較高的國家，慢性病會如鬼魅般隨著年紀而發生，自然藥物的治療也不能避免。當使用量一增加，難免有人做出偷雞摸狗的勾當。好消息是，臺灣患者吃到偽藥的機會不會比歐美國家大。說句公道話，還是政府的德政。因為我們不用自己出錢，拿著處方箋到處去找便宜的藥來吃，藥物監控多由醫院診所或藥局負責，出錯機率也少一些。

再者，我要提醒讀者有關臺灣「藥價三同」的政策，其實也就是調高學名藥使用量的政策。這是一條不歸路，而且不會有所遲疑，重要的原因是健保制度使然。由於患者不會負擔太多藥費，不懂珍惜的結果，藥費漸成健保的沉重負擔。為了讓醫療保險能長長久久，使用便宜的學名藥是不得不做的事。身為醫師的我擔心，民眾若一看到學名藥就覺得沒效，再四處找醫師開原廠藥，不僅浪費時間，還會造成醫療浪費；我的另一個疑慮是，用量少的原廠藥若過了專利期，就沒有商人願意做出學名藥，而這也是「現在進行式」。當然，我也怕一旦臺灣的藥費負擔成為健保制度的毒瘤，官員調高民眾藥物自付額時，如美國市場遇到的麻煩應該也會發生，可能那時地下電臺賣的不僅是營養品，還有比較便宜的藥物。

在診間裡，我是最願意花時間，和患者在用藥上斤斤計較的醫師。我常苦口婆心勸病人不需要求多開藥物，總希望患者和我一起想辦法，讓吃的藥愈少愈好，利用其他手段減低對藥物的依賴。如同我的一句口頭禪：「天底下沒有白吃的午餐。」藥能治病也可以害人，病不見得治好，藥物無窮的副作用倒可能讓患者不得安寧，您說是嗎？

延伸閱讀

1. "Recall of counterfeit Lipitor."*FDA Consumer*. 2003: Jul-Aug; 37(4):3.
2. Case Study: Lipitor. US Recall: March 12, 2007.
3. Abuja and Washington, DC. "Bad Medicine."*The Economist*. Oct. 13, 2012.
4. Scott Gavura. "Generic Drugs: Are they Equivalent?" *Science-Based Medicine*. January 5, 2012.
5. Katherine Eban. "Dirty Medicine."*Fortune*. May 15, 2013.
6. 行政院衛生署令衛署藥字第0980316265號，〈藥品生體可用率及生體相等性試驗準則〉。
7. 侯春岑、林于令，〈新藥與學名藥的戰爭——淺談Hatch-Waxman法案及其最新修正〉萬國法律，2004: 8; 136:61-69。
8. Mossinghoff GL. "Overview of the Hatch-Waxman Act and its impact on the drug development process." *Food Drug Law J*. 1999;54(2): 187-194.
9. Richard G. Frank. "The Ongoing Regulation of Generic Drugs." *New England Journal Medcine*. 2007 Nov; 357(20): 1993-1996.
10. Greene JA, Kesselheim AS. "Why do the same drugs look different? Pills, trade dress, and public health." *N Engl J Med*. 2011 Jul 7; 365(1): 83-89.
11. "The Generic Drug Scandal." *New York Times*. Oct 2, 1989.

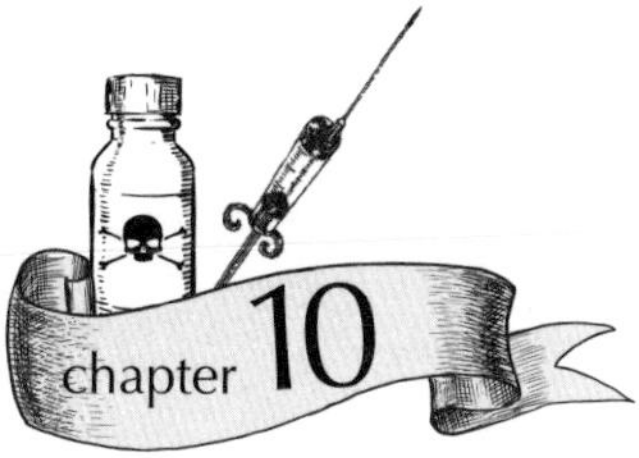

割禮的多重面向

以前在部隊當醫官是件壓力很大的事。沒有在醫務所看診時，必須連隊帶兵操課，有時還得揹上俗稱「月經帶」的值星官掛帶，管理全連的生活起居和訓練；至於褪下「值星帶」時，就要和來醫務所看診的士兵們「鬥法」——很多人會想盡辦法，盼望從我手中開出「轉診單」。有了它，可以暫時離開部隊裡繁重的勤務與出操上課，到醫院找專家複診。

對於有病在身的士兵們，我的轉診單不會拖泥帶水，因為他們有如燙手山芋，如果在部隊中有什麼三長兩短，帳可會算在我頭上；但我也相當討厭那些「無病呻吟」的人，常在診間死纏爛打，對自己的病說不出所以然，只差沒有下跪或是塞錢給我，希望我高抬貴手開張「轉診單」，將他們放出部隊的牢籠。我最討厭那些在我面前脫下褲子，說自己是「包皮過長」的人，他們希望被轉診去軍醫院，接受「包皮環割術」（circumcision，以下簡稱割禮）。如此「以身試刀」的行為其實好處不少，因為轉診的假期不說，割完包皮回來，通常還會有休養證明，可以好幾天「免除操課」。對每天數包子度日的人來講，能少出操一天就是賺到一天。

相對於認為包皮是「多餘組織」的士兵，我在部隊也遇到另一個完全相反的人，十分珍惜它的存在，一丁點犧牲也要考慮再三，因為他需要展現「男性雄風」時，靠的就是彈性十足的包皮。我和那位士兵見面的地方是「禁閉室」。主角逾假不歸好多次，火大的連長在禁足的方法失效後，便送他到禁閉室以昭炯誡，可是在那裡不到一個星期，又給長官添麻煩。

說這位令人頭疼的士兵是位「奇人」也不為過。他將五顆寶石「入珠」在包皮上，但沒有因此滿足，在無聊的禁足日子裡，他利用了磨尖的牙刷柄，在包皮上又刺了個小洞，然後把第六顆寶石塞了進去，最後因為禁閉室衛生條件不佳引發感染。

我被負責禁閉室的軍官召去會診，看到那位士兵的生殖器已經出現紅腫、化膿的情況，立刻建議將他轉診至軍醫院，否則感染擴散可是無法收拾。沒有料到他拒絕了我，因為他怕那些「寶珠」保不住，連包皮也可能被一併割除，所以建議我只要將最近植入的那一顆切開取出即可。

這位士兵經驗可能比我好。原來他之前多次自己植入寶石時，其中有一次也造成了類似的情形，當時的他含淚忍痛割去發炎的那顆，加上吃了一些抗生素，沒有幾天的功夫傷口就癒合了，才讓他有膽子向我做出相同的建議。

我問他為什麼要入珠？他說可以讓自己在床第之間變得「很強」，尤其在性愛的過程中，看到女伴因為那些珠子發出呻吟，不管是因高潮或是疼痛的叫喊，都讓他覺得「不可一世」。

平生沒有聽過如此新奇的經驗，讓我覺得這種人真是十足的「沙文豬」，以傷害性伴侶來滿足自己的欲望，大概是自卑心理作祟罷了。

在我們的傳統中，男性包皮存在與否，倒不如那話兒「長度」或性愛中是否能「金槍不倒」那麼受重視。然而在西方社會裡，包皮的話題卻有趣多了，割不割它，充滿了多重的面向。有時血淋淋的歷史事件，比手術本身來得恐怖多了。

與上帝的約定——猶太割禮

大家對於「割禮」最初的印象，可能來自於猶太人的習俗。猶太男嬰在出生第八天時，都必須接受此項手術，其源頭就記載在《聖經・創世紀》（Genesis）第十七章九至十四節：「神又對亞伯拉罕說，你和你的後裔必世世代代遵守我的約（Covenant）。你們所有的男子都要接受割禮，這就是我與你及你的後裔所立的約，是你們所當遵守的……生下來的八日都要接受割禮，這是我與你們立約的證據……不接受割禮的男子，必從民中剪除，因他背了我的約。」

由此可知，割禮對所有猶太男子而言是相當重要的儀式，它被稱為「brit milah」，必須有特定的執行人叫「穆漢」（mohel），而且要恪遵下列三個步驟：第一步是「chituch」，穆漢將男嬰生殖器的包皮拉撐，接著就將其切開；第二個步驟是「periah」，男嬰被切開的包皮，被穆漢用指甲往後撕裂，讓他的龜頭能完整露出來，然後這些多餘的包皮就被剪刀移除，此時男嬰的生殖器已經出血了；最後的工作，以現代眼光來看是最具爭議的，它叫做「mezizah」——穆漢會用口含住男嬰的生殖器以止血，之後他會喝一口儀式用的酒，將酒噴在已經止血的生殖器上，儀式才算完成前半部。儀式的後半段，在男嬰生殖器簡單用亞麻布的敷料包住後，穆漢會致祝詞並宣告男嬰已實踐與上帝的聖約，男嬰的父母隨後也表明，自己的兒子被納入上帝與猶太人之間的約，據此男嬰才能被起名，整個儀式才算圓滿完成。

上述的儀式讀者看起來可能覺得血淋淋之外，還會認為不太衛生。的確，猶太人這套割禮在歷史上出現不少爭議，也因此有了一些修正。

猶太人最先面對的困難，是那些先天有凝血功能不佳的男嬰。以前的人根本沒有這類遺傳疾病的概念，所以男嬰可能在術後就血流不止而死亡，所以猶太教重要的法典《塔木德》（*Talmud*）裡面就建議父母，如果前兩位出生的男嬰皆因割禮之後流血而亡，第三位男嬰出生之後，可以免去這個儀式。二十世紀的醫學對凝血功能有所了解之後，這些有先天疾病的男嬰才得以免除儀式。

嬰兒先天疾病不只有凝血功能的異常，所以中世紀猶太外科名醫邁蒙尼德（Maimonides），對於稀奇古怪的病例有不一樣的建議。例如有些男嬰先天就沒有包皮，不過不能免除其割禮，穆漢可以在出生後第八天，象徵性在其生殖器上劃一刀，造成流血之情況才算是符合儀典；若男嬰出生時也具有女性性器官——即陰陽人——則男性性器官要接受割禮；若男嬰因為不知名疾病而氣息奄奄時，邁蒙尼德建議等嬰兒存活下來，再完成割禮儀式。通常等待的時間是七天，因為這是嬰兒能否存活的關鍵期。

除了面對先天疾病，身為外科醫師，我覺得割禮最大的問題在於穆漢用嘴巴替嬰兒止血的過程，畢竟此時最有機會傳染疾病，這也是我們在歷史文獻上看到，注重清潔的猶太人躲過了黑死病的蹂躪，卻逃不過十九世紀時二大傳染病——梅毒與肺結核的侵襲。在沒有「細菌致病」的概念下，猶太人不知道穆漢用口止血的危險性，所以在一八五八到一八六六年之間，歐洲有記載的梅毒大流行，可能就有八次和穆漢有關——一八三三年，波蘭南部城市克拉科夫（Krakow）傳出百餘名嬰兒感染梅毒，結果是由同一位穆漢造成。

一八三〇年代的德國依照柏林大學的建議，立法規定穆漢必須接受訓練，合格之後才能執行割禮，必要時，外科醫生必須在旁邊監督。到了現代，有些國家甚至是在醫院由外科醫師執行割禮，但是某些保守的猶太社區，仍由穆漢從事這幾千年不變的傳統，還是用嘴巴止血，於是許多男嬰感染的事件浮上檯面。一九九四年，紐約市衛生局接獲通報，有位嬰兒感染愛滋病，負責接生的醫院團隊及嬰兒的母親都接受篩檢，皆為ＨＩＶ陰性反應，於是矛頭便指向替他執行割禮的穆漢，不過事件最後不了了之。二〇〇六年，紐約市有三位嬰兒感染皰疹（herpes），其中一人因此死亡，最後促使官方展開調查，然而皰疹造成嬰兒死亡、穆漢用口吸吮止血之間是否有絕對正相關，難以確定，所以之後政府設立了一些步驟，希望猶太社區能遵守，可都無功而返。

猶太族群因為割禮受到抨擊的情況不只發生在現代，早從中世紀起，連他們自己人都組織了反抗此儀式的社團，像是一八四三年在德國法蘭克福的「改革之友」（Society of the Friends of Reform），但總是雷聲大雨點小，無法撼動這項超過二千年以上的傳統。

講求衛生而執行的埃及割禮

早在古埃及陵墓的石刻上，就出現過和割禮相同的手術，不過它的意義卻和誓約沒有任何關係。安赫馬奧（Ankhmahor）陵墓牆上的一幅石刻記錄了祭司替兩位貴族實施割禮的場景。左手邊的石刻是接受手術年輕人，被另一人由後面將雙手抓住，以避免疼痛而亂動，而祭司就利用手上的石刀實施這重要的儀式，碑上的銘文清楚刻畫著「抱住他免得他昏過去」；右側的畫面記述接受手術的男孩催促祭司動手，而祭司也回答「我會讓傷口痊癒」。

另外一面收藏於芝加哥大學東方學院（The Oriental Institute of the University of Chicago）的石板上，也記錄了距今大約二千一百年前，一位名叫尤哈（Uha）的埃及貴族對於接受割禮的回憶：「當我接受割禮時，有一百二十位男性在場，沒有一位當場被擊倒，也沒有一位像是被割傷一樣。」尤哈充滿驕傲地描述一場盛大的場景，有超過百位男性同時接受割禮，而且他據此暗示，通過此一手術的男性都相當勇敢。這個儀式被史學家認為割禮在古埃及等同於成年禮，而且有更多證據顯示，在石板的刻畫之前，這種儀式已經存在有一段時間，在超過六千年的男性木乃伊身上可以發現有人也接受過割禮。誠如研究早期宗教史的蘇黎世大學華特・博爾克特（Walter Burkert）博士所言，埃及人的儀式中，很多是宗教與醫學的作用並陳，連割禮也不例外。例如《死亡之書》記載他們的太陽神拉（Ra）自己執行了割禮，流血後還因此誕生了兩位階級較低

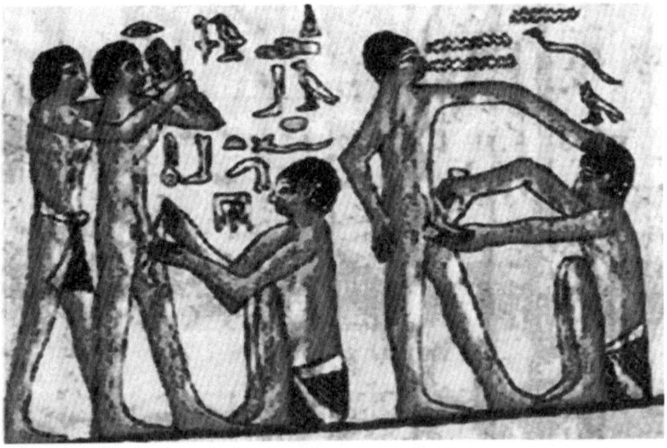

安赫馬奧陵墓石刻

的守護女神。

除了宗教觀念，歷史學家大衛．高勒赫（David L. Gollaher）也對埃及人的割禮提出醫療上的見解，我也十分認同。他認為包皮垢的堆積讓生殖器有發炎的機會，尤其若有「包莖」（phimosis）的情況——包皮過長而褪不開——更容易讓情況雪上加霜。一勞永逸、解決這個問題的方法就是讓所有男人接受割禮，如此可常保生殖器清潔。

埃及人是相當愛乾淨的民族，其概念可能來自不定期氾濫成災的尼羅河，這一點可以從希羅多德（Herodotus）所寫的《歷史》一書中得到證明。他說埃及人一個月會安排三天吃瀉藥，藉此淨化腸胃道，這種「定期導瀉」源自他們熟悉的自然現象——偉大的尼羅河需要有通暢的河道，才有穩定的水流滋養萬物。另外希羅多德也描述了埃及的祭司為何接受割禮：「因為他們比世界上其他地區的人們虔誠，所以必須遵從一些習俗，沒有人例外。所以他們每天必須將黃銅杯擦乾淨，才可以用來喝水；亞麻斗篷更要時常清洗以保持清潔。這些要求說明了他們特別注意的事：就是清潔比美觀更重要，誠如他們接受割禮一樣。」

保全身體線條的希臘人

希臘人崛起之後，沒有接受埃及人對於割禮的看法。他們重視健身、努力保持良好體態，反而認為這種手術有殘害身體之虞，同時也有違身體「美感」，甚至覺得與野蠻無異。我們可以從西元一世紀的羅馬名醫蓋倫的著作，知道希臘人對於「包皮」的態度：「自然在我們身上有很多美麗的裝飾，尤其是男性很多部分表現出這種裝飾，即便有時它們的用處沒有被顯現，例如耳朵還有包皮，以及臀部的肌肉線條。」

蓋倫的審美觀並非個人見解，而是希臘人普遍的看法。他們認為男性要保持包皮的完整性，希望它可以長到包覆龜頭，甚至還要在尖端形成細長的管狀，如同雅典人留下的陶器裡所描述的：目前收藏於德國柏林舊博物館（Altes Museum）裡的陶罐，上面描繪的是特洛伊戰爭的大英雄阿基里斯（Achilles），正在替同袍戰友佩特羅克洛斯（Patroclus）

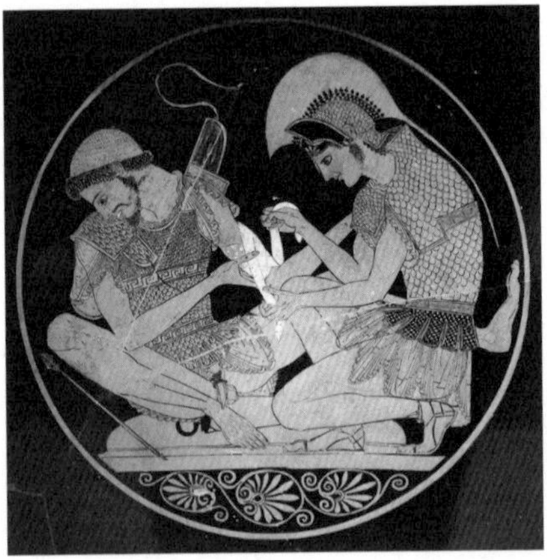

包紮受傷的手臂，畫面中的佩特羅克洛斯生殖器外露，包皮覆蓋完整，過長的部分還如蚯蚓般垂了下來。

除了強調完整性，在有「赤身裸體」慣例的運動場上，希臘人還有更重要的防護措施，那就是要將包皮用一條所謂的「kynodesme」綁住。此字為「狗繩」之意，而繩子的用處是避免讓龜頭外露。他們十分在意這件事，認為生殖器不小心走光，不僅不禮貌，也是性衝動的暗示，有損運動員高尚純潔的心靈及完美合宜的外表。然而對於接受希臘人統治的猶太人來說，上述的審美觀讓他們有些無所適從；如果穆漢做的割禮比較保守，讓某些男性還有殘存的包皮，死命用「kynodesme」綁住還可以偽裝一下。〈瑪加伯書〉（Maccabees）上有紀錄，西元前一世紀的耶路撒冷，有所謂的「異教徒健身館」（Gentile-style gymnasium），那裡的男性在猶太人眼裡，便是想盡辦法違背與上帝聖約的族群，如同一世紀著名的猶太史學家提圖斯・約瑟夫（Titus Flavius Josephus）所言，那些猶太人是希望赤身裸體時，讓自己看起來像希臘人，因為後者傻傻分不清楚割禮與閹割的不同。

與猶太族群有心結的羅馬人

羅馬人也承襲了希臘人對於割禮的概念，其嫌惡的態度更有過之而無不及。

這種負面印象，就如同史學家彼得・薩夫勒（Peter Schäfer）所說，希臘人和羅馬人深怕這種猶太人的迷信，終究會毀壞正統文化與信仰價值，於是對接受過割禮的猶太人充滿敵意。例如羅馬皇帝哈德良（Hadrian）的祕書蘇埃托尼烏斯（Suetonius）同時是位史學家，他記錄了一件陳年往事。在他小時候，羅馬皇帝對猶太人嚴格徵稅，面對那些隱瞞身分的猶太人可是不假辭色，總是極盡侮辱之能事。當年他看到一位年近九十歲的男人，在擁擠的法庭上，被檢察官大剌剌脫下褲子，檢查是否接受過割禮，藉以證明他逃稅。

知道羅馬族群與猶太人之間的心結後，看到約瑟夫提到兩個有關割禮的故事，也就不覺得奇怪。西元前二世紀，以高壓手段統治耶路撒冷的安條克四世（Antiochus IV Epiphanes），立法讓猶太人可以「希臘化」，不僅廢除猶太信仰和傳統習俗，更把猶太人聖殿改成宙斯神殿。除此之外，他更禁止對男嬰實施割禮，違反禁令的穆漢將會被釘死在十字架上，或是遭到亂石砸死，有的還會直接拖去餵狗；而那些同意讓孩子接受手術的母親，則會與男嬰一起被公開吊死，以警告其他猶太人。

另一個故事的主角是大希律王（Herod the Great），這位被記載在《聖經》裡的統治者，在耶穌童年時代是羅馬帝國猶太行省的從屬王，因為知道伯利恆有個未來君王出生，於是先派三智者假意跟隨朝拜，另一方面又下令，將伯利恆及其周圍二歲以下的男嬰都殺光，逼得耶穌全家在大希律王死後才回到拿撒勒。這段在《新約聖經》的記載令歷史學家存疑，不過他確實為了自己沒有猶太血統不被人民接受，而煞費苦心找法子證明。例如他的妹妹莎樂美（Salome）有位阿拉伯人追求者希利斯（Sylleus），大希律王開出兩人能夠共結連理的條件，就是希利斯必須接受割禮。無獨有偶的是大希律王的孫子希律亞基帕（Herod of Agrippa），他也因為猶太血統不純正被子民所懷疑。為了表現自己重視猶太傳統，他如法炮製爺爺的做法，就是告訴想迎娶他女兒的國外君王，先決條件就是割了包皮。

包皮復原術

有些猶太人為了能順利打入希臘羅馬社會而不被識破身分，便尋求醫師幫助，於是人類醫學史上可以說是最早的男性生殖器「整形」手術於焉產生。第一種比較煩人，但是比手術來得不痛，方法叫「epispasmos」，希臘語就是「拉出來」的意思。其做法是將龜頭之後，所有殘存的任何包皮組織，想盡辦法拉出來包覆住龜頭，接著用膠水黏上固定，等待「定型」——接受此種方式的猶太人，則被希臘羅馬人稱作「epispastics」。

讀者可能會懷疑上述方法的可行性，但我覺得這是很不錯的「非侵入」做法。因為包皮彈性極佳，有機會讓割得不完全而留下的部分接受固定，經過一段時間後得到延展的機會，只是患者必須忍耐這期間內的緊繃不適。目前整形外科也有類似方法，例如大面積燒傷患者的自體皮膚可移植部分不夠，醫師會在那些好的皮膚之下埋進組織擴張器（tissue expander）。它其實是個氣球，每隔一段時間，醫師注水將它撐大，假以時日，其上的皮膚面積就會由於氣球隆起而增大。單純用膠水黏住固定有時無法達到效果，名醫蓋倫就想到一個類似今日「吊陰功」的概念，將那些殘存可以拉長的包皮組織，和當時的鉛製水龍頭綁在一起，利用下垂的力量讓皮膚可以加速延長，我不知道效果如何，但想起來就覺得很痛。

如果割禮結果太徹底，包皮重建就真的需要外科手術介入。西元一世紀，羅馬的百科全書作者塞爾蘇斯（Celsus）就在他的著作中記錄了實施的方法。

首先龜頭之後的皮膚會被分離開來，就像香蕉被「原封不動」剝開皮而不撕開一樣。據塞爾蘇斯所言，有經驗的外科醫師不會搞得血肉模糊，利用冷水也可以止痛；冷水止痛如果不夠，還有罌粟花可以加強。外科醫師接著會將分離好的包皮往前拉蓋住龜頭，之後生殖器必須由含有鉛用軟膏護具固定，防止腫脹。為了保證手術順利，患者必須禁食一段時間，饑餓感可以降低性欲，防止過度勃起而造成不可收拾的後果。

有位在南非出生的英國整形外科醫師傑克．潘（Jack Penn），在一九六三年依樣畫葫蘆，替一位做過割禮的三十五歲男性病患實施了上述的包皮重建手術，證明沒有想像中困難。他也不得不佩服在二千年前，希臘人及羅馬人就有這種高超技術。

天主教不強調割禮

談完猶太教有關割禮的歷史，接下來不得不用天主教的觀點來對比。雖然在我這個佛教徒眼裡看來，兩個教派系出同門，可是不管在教義、救贖觀念及對上帝誓約的認同上，都有不小的差距，甚至對於割禮也互看不順眼，還引起了謀殺事件，兩位小孩被視為替天主教殉道，其中一人還因此封聖。

或許是看到猶太教徒因為割禮被希臘羅馬人歧視，甚至是虐待，耶穌重要的使徒保羅在宣教時刻意不強調它的重要，認為在上帝的眼裡都一樣，例如〈加拉太書〉（Galatians）第五章第六節，他說道：「原來在基督耶穌裡，受割禮、不受割禮全無功效，惟獨使人生發仁愛的信心才有功效。」在〈哥林多前書〉（Corinthians）第七章裡，從猶太教改信天主教的信徒要求其他改信天主教的異教徒接受割禮，保羅就說：「有人以受割禮蒙召呢，就不要廢割禮；有人未受割禮

的誡命就是了。」蒙召呢，就不要受割禮。受割禮算不得什麼，不受割禮也算不得什麼，只要守神

看到上面敘述，我也不得不贊同歷史學家高勒赫的觀點。他認為保羅讓天主教的教義更能符合大眾的需要，不拘泥於某些狹隘的教條，尤其他視割禮為一個舊的誓約，僅限於亞伯拉罕和上帝之間的約定，因此他才在〈羅馬書〉第二章裡義正嚴詞地道：「你說是行律法的，割禮固然於你有益；若是犯律法的，你的割禮就算不得割禮……唯有裡面做的才是真猶太人，真割禮也是心理的，在乎靈不在乎儀文，這人的稱讚不是從人來的，乃是從神來的。」

若廢除割禮是重要的，與上帝的誓約又從何開始？於是我們看到「受洗」（baptism）取代割禮，而且不再受限於男性的重要性，在此之前男女平等。我並非研究宗教的專家，在此不分析猶太教與天主教的差異，但不容否認，兩邊的信仰價值是有些對立的存在，以至於在中世紀出現了二個小孩的謀殺案。

第一個事件發生在一二五五年的英國林肯郡（Lincolnshire）。有位叫休（Hugh）的九歲男孩在七月三十一日不見了，結果八月二十九日，他在某座井出現了，變成一具被打斷鼻骨、全身布滿傷口，甚至還接受割禮的屍體。一位居民暗示是當地一位猶太人犯下如此令人髮指的惡行[1]。於是他被抓來嚴刑拷打，最後被釘在十字架上處死，之後還有很多猶太人被牽連，其中還有八個人被處以吊

刑。事件的影響是不少英國民眾視休為殉道的烈士，紛紛來到他所屬的教區林肯大教堂（Lincoln Cathedral），表示悼念及崇仰。結果神奇的事發生了，參訪的人之中不少人有所感應，認為休和其他聖人一樣具有療癒的能力，因此就尊稱他為「林肯的小休聖人」（Little Saint Hugh of Lincoln），藉此區別另一位也封聖的成年人，他也叫休。

不過這位小男孩實際上沒有眞正被教廷封聖，他的認證只存在英國人心中，靠的是如文人喬叟（Geoffrey Chaucer）、聖威廉（William of Norwich）等人替他撰寫故事，加以推波助瀾——目前小休聖人的事蹟，還公布在林肯大教堂的官方網站上。

另一個故事發生在一四七五年義大利特瑞特（Trent）。復活節的前夕，一位二歲的男孩賽門（Simon）被發現死在一處猶太人聚會所的附近，因此有十三個猶太人被逮捕，先後被處死。判刑的理由是他們凌遲了賽門，不只執行了割禮，並且用刀劃開他的喉嚨及胸膛，收集留下的鮮血作為逾越節薄餅（Passover matzohs）的材料。賽門的死被認為是以身殉道的聖人，所以被稱之為「特瑞特的聖人賽門」（Saint Simon of Trent）。不少畫作，甚至還有木刻以他為主角，和前述的小休

1 居民萊辛頓的約翰（John of Lexington）暗示是猶太人寇平（Copin）犯案。

不同，賽門可是被羅馬教廷放在封聖的名單中，貨眞價實。

中古世紀裡，前面二篇故事正是天主教徒對猶太教徒典型的不實指控——「血噬誹謗」（blood libel）。天主教徒認為猶太教徒利用謀殺男孩的手段，以達到血祭的效果，猶太人被歸類與未開化民族相同，以人為祭典中犧牲的對象，用英文的術語則稱為「ritual murder」。身為外科醫師來看這些故事，我感到十分無奈。教派之間因為誤解，利用子虛烏有的指控來挑起仇視與對立，的確不足取，尤其伴隨的主角之一是割禮，這又令我十分不解：何必利用一個小小手術造成彼此衝突的根源？相信這是使徒保羅當初始料未及的，因為他將割禮是與上帝的誓約關係看淡，卻讓它成為羅織謀殺故事時的必須材料。

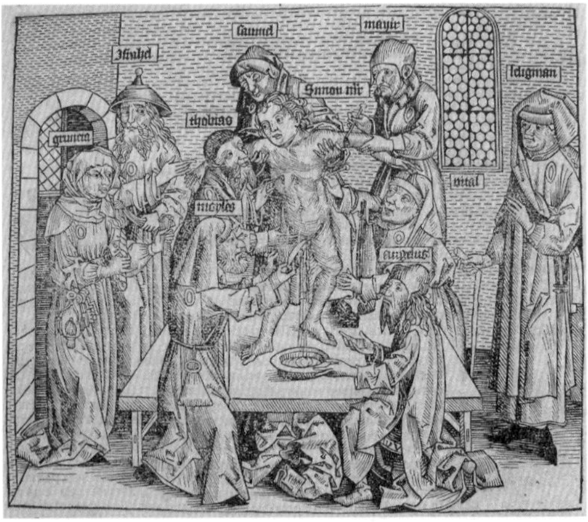

特瑞特的聖人賽門

文學中的割禮

割禮所代表的意義也有詩人墨客加以詮釋。例如在十七世紀的英國詩人理查・克羅蕭（Richard Crashaw），就透過耶穌的角度，想像他在第八天接受完割禮後，對天父訴說自己的感想，完成了這首〈我們的主在割禮之後向天父告白〉（Our Lord in his Circumcision to His Father）：

To thee these first fruits of my growing death
奉上我趨近死亡的初次果實
(For what else is my life?) lo I bequeath.
（我的生命可有其他目的？）我謹此敬獻。
Tast this, and as thou lik'st this lesser flood
請品嚐這果實，知你樂見小潮水
Expect a Sea, my heart shall make it good.
志在汪洋大海，我必一心令其圓滿。
Thy wrath that wades here now, e're long shall swim
你的憤怒在此處涉水而行，將泅泳如許之久

The flood-gate shall be set wide ope for him.
水門必為他敞開。
Then let him drinke, and drinke, and doe his worst,
讓他暢飲再暢飲，窮盡其最大所能，
To drowne the wantonnesse of his wild thirst...
使他恣肆的渴望在此泯滅了張狂。
Now's but the Nonage of my pains, my fears
此刻不過是我的苦痛伊始，我的恐懼
Are yet but in their hopes, not come to years.
仍只是蓄勢待發，尚未滋長成熟。
The day of my dark woes is yet but morn.
我悲不可遏的日子猶未降臨卻前途黯然。
My tears but tender and my death new-born.
我的淚光閃閃，我的死亡才剛剛誕生。
Yet may these unfledg'd griefes give fate some guesse,
然而，願這些初露的悲傷給予命運些許揣測，
These Cradle-torments have their towardnesse.

搖籃裡的這些磨難亦有其對象。
These purple buds of blooming death may bee,
盛開的死亡那紫色的嫩芽容或，
Erst the full stature of a fatalltree.
是昔日致命之樹的全貌。
And till my riperwoes to ages are come,
直到我熟成的哀傷終於到來，
This knife may be the spearesPraeludium.
這割禮的刀或許是刺矛前奏曲。

克羅蕭的詩裡隱喻耶穌二次將自己身體的鮮血奉獻給天父，一次在搖籃裡，一次在十字架上。對於割禮的流血，他用「小潮水」（lesser flood）來表示，而且把穆漢手上執行割禮的刀片，預示是日後他在十字架上，羅馬士兵刺入他身體所用的長矛。

另一位和克羅蕭同時代的詩人，也是《失樂園》（*Paradise Lost*）的作者——約翰・彌爾頓（John Milton），他寫了一首〈在割禮上〉（Up on the Circumcision）。隱喻的手法和克羅蕭差不多，認為耶穌替人類背負罪刑而接受折磨，是從嬰兒時期就開始，彌爾頓在詩中提到：

And that great Covenant which we still transgress
我們仍然違背那個偉大的盟約
Entirely satisfied,
徹底滿足
And the full wrath beside
身旁充滿憤怒
Of vengeful Justice bore for our excess,
正義為我們的洩憤復仇
And seals obedience first with wounding smart
海豹首先順從受傷的痛苦
This day; but Oh! e're long,
這一天，但是哦！不久
Huge pangs and strong
巨大強烈的劇痛折磨
Will pierce more near his heart

把他心臟附近刺破。

在彌爾頓的認知裡，基督徒要完成那個被違背的舊誓約，靠的就是耶穌在各各他（Golgotha）被釘在十字架上，從他身上被刺流出的鮮血。

研讀詩人對割禮的創作，對我是有些吃力，所以在最後，我要為各位讀者談到割禮在近代醫學裡的面相，大家應該會覺得樂趣無窮，畢竟它已經脫離宗教、信仰、群族認同與文學的解讀框架，回到醫學的正軌上，只是這種轉變並非是人人都能接受。

保持清潔的預防措施

割禮在美國現今已變成一種具有「預防觀念」的手術，認為可以讓男性生殖器保持清潔，甚至能預防疾病。美國疾病管制局（CDC）的資料顯示，美國境內男性接受割禮的比例雖然這幾年降到三成五左右，但是從二十世紀到現在，大抵都維持在五成以上，而且愈靠中北部的州比率愈高，有的甚至還超過八成——為何這個手術會變成這種狀況？還得謝謝十九世紀末外科名醫路易士．沙爾（Lewis Sayer）的全力推廣。

一八七〇年二月九日早上，沙爾的醫師好友希姆斯（James Marian Sims）請他會診一位棘手的病患，一位雙膝伸不直無法自行走路的五歲小男孩。沙爾替小孩檢查之後，他認為小孩是癲癇造成的下肢活動困難，想藉助電流刺激檢查他的雙腿。於是護理人員脫下小孩的褲子，準備放貼片接上電線，卻看到外生殖器紅腫的樣子。

沙爾詢問小男孩的雙親，得知這是他不良於行前就長久存在的問題。此時靈光一閃，沙爾把他無法走路的問題和包莖造成的生殖器發炎聯想在一起，於是大膽建議替他執行割禮，以解決因為生殖器發炎造成的種種併發症。沙爾突兀的想法卻達到意想不到的效果。接受手術幾天後，小孩睡眠品質變好，胃口也大開。更驚奇的是，幾個星期之後，他活蹦亂跳，和正常人無異。受到鼓舞的沙爾在其他病患身上做實驗。無巧不巧，他的第二位患者是位知名律師的小孩，一樣無法行走，接受他的電刺激與營養品補充後，病情都沒有進展，最後在實施割禮手術之後得到痊癒。

對於沙爾這位深具使命感的醫師來說，能夠為醫學的進步宣傳是種天職。因此他致力於成立紐約病理學會（New York Pathological Society），還有靠著他的名望整合出版資源，替美國醫學會的官方雜誌正名為《美國醫學會雜誌》，讓它成為現代醫學研究的代表刊物。當沙爾覺得割禮可以成為治病手段時，他的使徒性格就上身了。從一九七〇年到他二〇〇〇年逝世為止，沙爾專心宣傳割禮的好處。一九七五年，他自費印刷了一本小冊子，叫做《脊髓貧血造成的部分癱瘓以及性器官受到刺激必要的混合手術》（*Spinal Anemia with Partial Paralysis and Wand Co-operation from Irritation of the Genital Organs*），談的就是包皮不潔對周邊肌肉造成刺激，使得患者無法控制心智的問題，必須靠割禮來治療；另外也可以看到沙爾主持紐約精神療養院時，一樣利用割禮來治療精神病患者。

以今日的眼光來看沙爾的學說，簡直是天馬行空、不著邊際。只因為二位小孩實施割禮治療下肢活動不良獲得成功，就被他延伸認為其他疾病的原因也相似，藉此「一以貫之」的方法來治療不相干的疾病，如疝氣、膀胱發炎、癲癇等，殊不知那是「瞎貓碰上死耗子」，病患可能因此白挨一刀，徒增皮肉痛苦而已。

不過沙爾的宣傳確實達到很好的效果，很多外科醫師群起模仿。例如美國辛辛那提的醫師瑞奇（Merrill Ricketts）提出，割禮適用於肺結核、小便不順、尿床、癲癇……林林總總共二十八項；另外美國早餐食品家樂氏（Kellogg's）創辦人、外科醫師家樂氏（John Harvey Kellogg）的論述更先進，他認為割禮可以預防手淫，而且在實施這項手術時不要上麻醉，因為唯有椎心刺骨的疼痛，才會讓男性同胞戒除手淫的惡習。

你一定會覺得奇怪，為什麼沙爾的理論可以風行？其實道理非常簡單，當時醫界把人想成是充滿電線的機器，如果線路不穩會引發全身不舒服，這點和中醫的「氣血不順」有些相同，尤其更以神經阻塞不順為理論基礎，稱此情況為「反射性神經官能症」（reflex neurosis），包皮發炎的刺激正好替它找到一個可以解釋的出口，自然造成很多醫師的認同。

當然不是只有沙爾提出致病的理論，有更激進的醫師提出傷害更大的手術治療。例如和他同時代的婦產科醫師貝帝（Robert Battey），建議已經沒有生育考量的婦女，可以割除卵巢以去除歇斯底里、神經衰弱，甚至是背痛的狀況；外科醫師亞利諾・蘭恩（Arbuthnot Lane）提出「大腸無用論」，認為只有全部去除這個滿布汙穢、潛藏細菌的器官，才有快樂人生，結果有一千二百多個病人在他的號召下做了「全大腸切除術」。以上種種光怪陸離的醫學理論與治療，正是沙爾那個世代醫師偏執的想法所造成，在二十世紀之後，實證醫學研究的導入，種種亂象才得到緩解。只是割禮雖然不再被視為一種治病的手段，但是「清潔」與「預防性病」的觀念，依然深植在民眾及醫師的心裡。因此即便是今日，依然有超過五成的美國男性，在沒有任何發炎與不適的情形下接受了割禮。

從入珠談到割禮的種種面相，不管是在宗教、文化或族群，甚至是醫療的歷史中，都讓身為外科醫師的我有些不敢恭維。在我接受醫學訓練的認知裡，割禮是種「不得不的治療手段」；不是為了其他理由而恣意進行的手術，而是為了那些因包莖蓄積包皮垢，造成生殖器發炎的男性朋友。畢竟外科醫師奉行的，應該是西方醫學之父希波克拉提斯所言的「第一，不要製造傷害」（Primum non nocere），所以不管是誓約、成年禮或是預防，應該都要三思，而且要徵求被手術者本人的同意。

割禮的面相所呈現的，不僅是我在文章中所談及的部分，它存在的價值，散見於各個人類學家所提的研究報告之中，舉凡非洲、中東、澳洲部落裡，這種割禮儀式依然是文化認同中的「象徵性傷口」（symbolic wound），不是醫師眼中的手術。藉由這一刀，不管是象徵男子成年以及責任賦予，還是為了族群認同，每個人類學家都有自己的解讀，到現在還沒有統一的解釋。

雖然我執業的科別已很少接觸到割禮，但藉由研究它的歷史演進，加深了我身為外科醫師的認同。它告訴我，不管從事什麼手術，從病人身上劃下第一刀開始，外科醫師都要試著把它當成信仰，非得透過自己的努力不懈、日益精進，才能完成與病人神聖誓約，就像亞伯拉罕和上帝一樣！

延伸閱讀

1. A. Badawy. *The Tomb of Nyhetep-Ptah at Giza and the the Tomb of Ankhmahor at Saqqara*. 1978.

2. W. Burkert. *Creation of the Scared: Tracks of Biology in Early Religions*. 1996.

3. Margaret Tallmadge trans. *Galen: On the Usefulness of the Parts of the Body,* ed. May, 2 vols. *Ithaca: Cornell University Press*. 1968, 2: 529.

4. Herodotus. *History*. 2. 36-37, 104

5. Hodges FM. "The Ideal Prepuce in Ancient Greece and Rome: Male Genital aesthetics and Their Relation to Lipodermos, Circumcision, Foreskin restoration and the Kynodesme." *Bull Hist Med*. 2001 Fall; 75(3): 375-405.

6. Jack Penn. "Penile Reform." *British Journal of Plastic Surgery*. 1963(16): 287-288.

7. Hoffman. *Covenant of Blood*. 9.

8. 《加拉太書》，5︰6。

9. 《哥林多前書》，7︰18-19。

10. 《羅馬書》，2︰23-25，28-29。

11. J. Jacob, ed. *The Jews of Angevin England*. 1893.

12. L. A. Sayre, "Partial Paralysis from Reflex Irritation, Cased by Congenital Phimosis and Adherent Prepuce." Transactions of the American Medical Association 23(1870）：205-211

13. 蘇上豪（2016），〈割包皮、割卵巢治病——違背「減少傷害」原則的治療方式〉，《胖病毒、人皮書、水蛭蒐集人——醫療現場的46個震撼奇想》，臺北︰時報文化。

14. Rate of Circumcision in Adults and Newborns: http://www.circinfo.net/rates_of_circumcision.html

HISTORY 035

藥與毒：醫療的善惡相對論

作　者—蘇上豪
主　編—邱憶伶
責任編輯—陳劭頤
責任企畫—葉蘭芳
封面設計—海流設計
內頁設計—李宜芝
總 編 輯—李采洪
發 行 人—趙政岷
出 版 者—時報文化出版企業股份有限公司
一〇八〇三臺北市和平西路三段二四〇號三樓
發行專線—（〇二）二三〇六—六八四二
讀者服務專線—〇八〇〇—二三一—七〇五
（〇二）二三〇四—七一〇三
讀者服務傳真—（〇二）二三〇四—六八五八
郵撥—一九三四四七二四時報文化出版公司
信箱—臺北郵政七九～九九信箱
時報悅讀網—http://www.readingtimes.com.tw
電子郵件信箱—newstudy@readingtimes.com.tw
時報出版愛讀者粉絲團—http://www.facebook.com/readingtimes.2
法律顧問—理律法律事務所 陳長文律師、李念祖律師
印　刷—勁達印刷有限公司
初版一刷—二〇一七年十二月十五日
定　價—新臺幣三〇〇元
（缺頁或破損的書，請寄回更換）

時報文化出版公司成立於一九七五年，並於一九九九年股票上櫃公開發行，
於二〇〇八年脫離中時集團非屬旺中，以「尊重智慧與創意的文化事業」為信念。

藥與毒：醫療的善惡相對論 / 蘇上豪著. -- 初版. -- 臺北市：時報文化, 2017.12
面； 公分. -- (HISTORY系列；35)

ISBN 978-957-13-7249-5(平裝)

1.醫學史 2.通俗作品

410.9 106022858

ISBN 978-957-13-7249-5
Printed in Taiwan